神山 潤

一日24時間の賢い使い方

朝起きられない人のねむり学

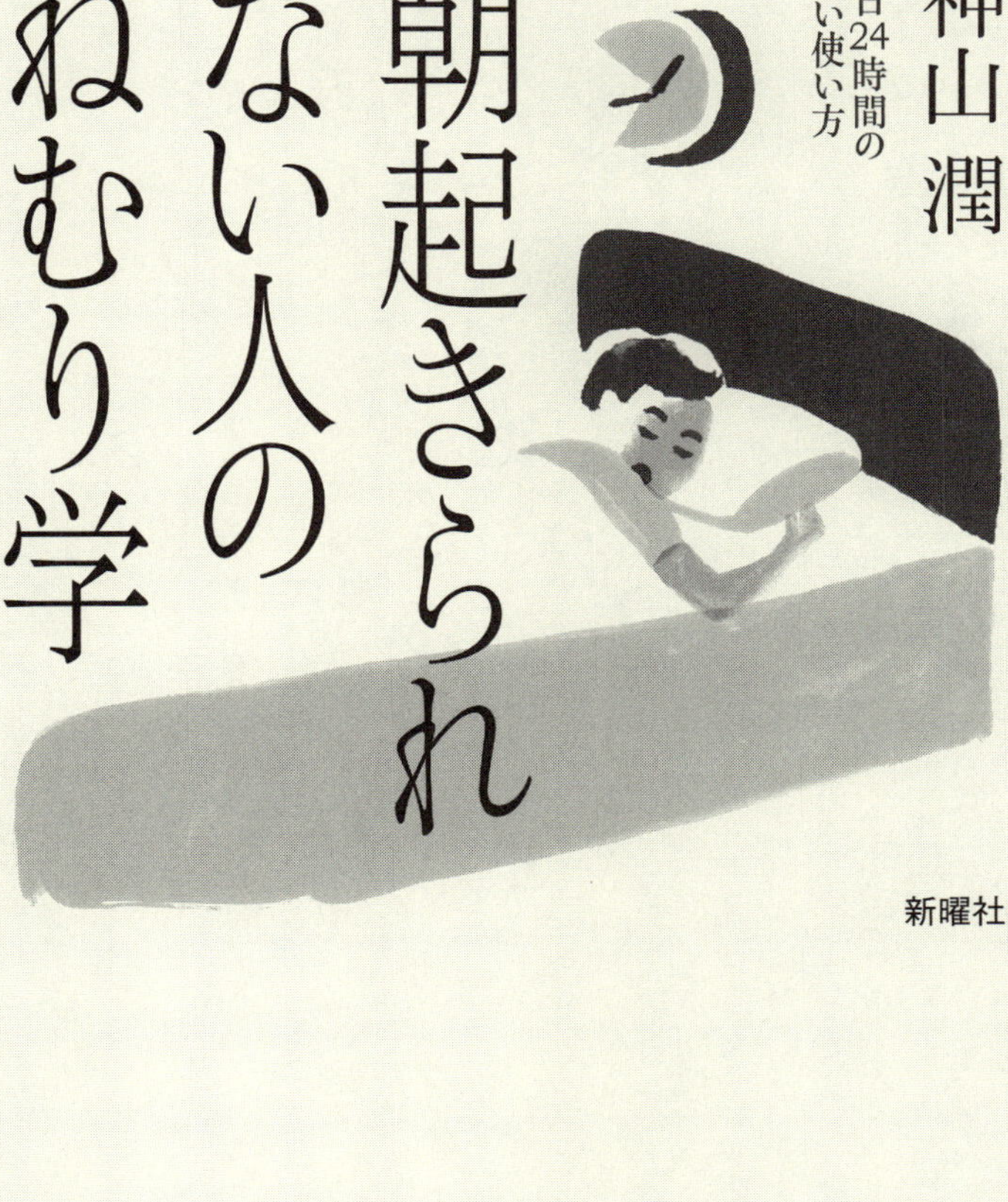

新曜社

まえがき

子どもの睡眠時間の全国調査が、1980年以降10年ごとに行われています。それによると、午後10時以降に眠りに就く未就学児（生後1歳半から7歳未満）の割合は、たとえば2歳児の場合、1980年には29パーセント、1990年には41パーセント、2000年にはなんと59パーセントにまで上昇しましたが、2010年には35パーセントへと減少しています。これには2000年代から盛んに行われた、子どもの眠りに関するキャンペーンが影響しているのではないかと言われています。

一方で若者の寝る時刻（就寝時刻）の平均についての全国調査によると、1992年には中学生午後11時10分、高校生午後11時50分でしたが、2004年にはそれぞれ午後11時18分、午前0時6分、2012年にもそれぞれ午後11時22分、午前0時1分と大きな改善はなく、この20年で中学生で12分、高校生で11分遅くなっています。同じ調査では睡眠時間もみていますが、こちらについては、この20年間で中学生は30分、高校生で27分短くなっています。

ではこの日本の若者の眠りは世界と比較するとどうなのでしょうか？　2010年のオーストラ

リアの若者の就寝時刻の平均は、中学生で午後9時52分（週末午後10時23分）、高校生で午後10時39分（週末午後10時55分）です。また睡眠時間を世界各国の調査でみると、中学生で7時間45分から9時間45分、高校生で7時間から9時間の範囲に入っています。日本の若者はオーストラリアの若者に比べて平日には約90分遅く寝て、睡眠時間は世界と比べて少なくとも30分以上、国によっては150分以上も少ないのです。

いま、私の睡眠外来には朝起きることができない、夜なかなか眠ることができない、と悩む中学生、高校生、そして大学生がやってきます。彼らの中にはそのために登校困難や留年になっている場合も少なくありません。このような若者の中には、ヒトという動物であればごくあたりまえの生理的な反応のために、朝起きることや夜眠ることが難しくなっている場合もあります。たとえば夜の就寝時刻が遅くなり、睡眠時間が短くなれば、朝起きることは当然難しくなりますし、夜遅くまで塾に通ったり、メディアに接したりしていれば興奮して夜眠ることが難しくなるのは当然です。これらはあたりまえの正常な生理的な反応です。知らないでやっていたことが、実は身体の調子を乱している、ということが今の世の中、たくさんあるのです。そこでなんとかそのような若者の助けになることができれば、との思いからこの本を執筆することにしました。

「ヒトは寝て食べて出して初めて脳も身体もそして心も活動が充実する昼行性の動物」というフレーズをキーワードに、身体の調子を乱さないための眠りと生活習慣についての常識をしっかりと身につけてほしい、との思いをこの本に込めました。事例編、Q&A、基礎編、実用編、若者へのメッセージ、Q&A解説に分けました。またコラムもあります。気軽に読んでいただいて、少しでも多くの若者、そして彼らを取り巻く皆さまのお役にたつことができればと思います。

なお表題にある「ねむり学」は、2010年に『ねむり学入門』を発行した際の造語です。最近耳にする「睡眠学」では医学的、神経科学的側面が強調されがちですが、「ねむり学」では「日常生活の中での眠り」に重きを置いた眠りに関する正しい知識やその活用の実際を紹介します。

コラム

装幀◆臼井新太郎
装画◆友田シトウ

Ⅰ　事例編――睡眠外来を訪れる若者たち

◎クラリネットを吹きながら寝てしまうAさん

Aさんは授業中や部活の最中に眠くなります。彼女はとても真面目な中学2年生です。最初の居眠りは小学校5年生の卒業式の練習中だそうです。6年生、中学でも授業中にウトウトし、また中学のブラスバンドの練習中にクラリネットを吹きながら寝てしまったそうです。最近では、科目や時間に関係なく授業中に寝てしまうとのことでした。

中2の現在起床6時、朝食を食べて6時50分に家を出ます。徒歩通学15分。給食は全部食べます。ブラスバンドの練習は毎日で、帰宅は午後5時過ぎ。土日も練習が朝から16時まであります。月曜は部活とは別にクラリネットの練習が17時30分から18時、火水金は塾が19時15分から21時30分まであります。木曜は英語が19～20時、土曜はダンスの練習が18～19時にあります。就寝は23時で、寝つきは悪いときもあるそうです。いびきは風邪をひくと多少ある程度です。ダンスの練習中に寝たことはありません。パソコンは息抜きに時々やる程度です。部活が休みの日曜には14時間ほど寝てすっきりする、とのことでした。ただし試験中に寝たことや、大笑いのあと力が抜けることもありました。これらの症状はナルコレプシー（70ページ参照）というひどい眠気に襲われる病気を思わせる症状です。

そこでまずは脳波の検査をして、ナルコレプシーのときに出現することが多い寝入りばなのレム睡眠（38ページ参照）があるかどうかを見ることにしました。その結果寝入りばなのレム睡眠はないことがわかりました。そこで睡眠時間を増やして、寸暇を惜しんで寝てくださいとお願いしました。2か月後の外来ですが、部活を一時休み、22～7時に寝るようにして、睡眠時間を増やしたら学校では寝なくなった、とのことでした。ただし今後また部活を再開したいとのことです。当然です。ただし今回のご自身の実体験を忘れずに、うまく24時間を使いこなしてください、起きている時間の内容、質を高めてください、寝ヂカラ（125ページ参照）をつけてください、とお願いしました。

◎片道2時間通学、睡眠時間6時間のBさん

Bさんも Aさんと同じような生真面目な中学1年生で、男子です。授業中どうしても寝てしまう、と外来を受診されました。

有名な野球部に入るために中学受験し、片道2時間の通学とのことです。野球部の練習は毎日18時まであり、朝、それに土日も練習があります。就寝は23時、起床は5時。土日は起床7時、ただ

し就寝は23時になります。野球もやりたい、転校はいや、転居も難しいとのことでした。やりたいことはわかるけど、現実にこなすのは無理としかお伝えできませんでした。

結局地元の公立中学に転校、野球部活動も勉強も意欲的に取り組んでいるとのことです。

◎生活リズムの乱れから朝起きられなくなったCさん

Cさんは4月に「朝起きることができない」ことを相談に私の外来を受診した、高校2年生の男子です。高1の秋から、とくにきっかけなく朝起きることができなくなりました。

0時に就寝し、20時間寝てしまうときもあるそうです。そのような際には起床後、夜中に食事を二度とることもあります。外来を受診した頃は1~2時に就寝、7時30分~8時に起床、朝食をとったあと登校していました。学校では眠気はなく、部活（バスケット部）もこなしています。夕食後も勉強はせずに、1~2時に就寝します。日曜は寝ていることが多いのですが、午後部活のあるときには出かけています。電車通学ですが、寝過ごした経験はありません。睡眠表（114ページ参照）をつけてもらったところ、生活リズムが不規則で、0時前の時間帯は起きていることが多いことがわかりました。脳波などの検査に異常はありませんでした。

そこでスリープヘルス（107ページ参照）について時間をかけて説明をしました。その結果、朝食と夕食の規則性を心がけ、パソコンを夜はやらないようにし、早く寝るようにしたようです。そして早く寝ると朝起きることができると実感したのだそうです。その後は、朝きちんと起きることができるようになりました。週末や試験後には、朝寝坊や早寝で寝不足を取り返しているとのことでした。必要な睡眠時間が比較的多い方でしたが、自分で睡眠表をつけながら、ご自身の生活をスリープヘルスと比べて見つめ直していただき、外来での受け答えの中では明らかにできなかった問題点（夜間のパソコン等）に自ら気づいて、生活リズムの乱れを最小限に食い止めることができました。

自分の問題点を冷静に見つめることができ、かつそれを改善することができるというのは理想ですが、なかなか難しい作業です。それを実践したこの高校生は素晴らしいと思います。

◎スマホの時間を減らして復活したDさん、不登校を克服したEさん

次のDさんとEさんは、スマホが眠りを妨げていた可能性が考えられる女子中学生です。

Dさんは小学校6年生のころから朝起きづらく、夜の寝つきも悪くなった中学1年生の女子です。起立性調節障害と診断されて薬を処方され、多少改善しましたが、夜の寝つきは悪いままなので薬はやめてしまいました。私の外来に来たときの就寝時刻は1時半、起床は8時。夜中に目が覚めることはありません。午前中とくに1、2時間目（9時から10時）に眠くなりますが、午後の授業からは大丈夫、とのことでした。そこで就寝23時を目標にして、宿題を早めに片づけることを提案しました。また薬も飲んでもらうこととしました。2か月後、23時30分の就寝で、朝も起こされずに起床できるようになったのですが、昼前後には眠気がやってくるそうです。薬は1か月飲んだだけ

で、その後は調子もよくなってきたので止めているとのことでした。

あらためて話を聞くと、以前は23時までは宿題をしないでスマホを夢中で操作していたのですが、今は30分だけにしたそうです。ただ昼前に眠いことがあるのは、まだ睡眠時間が足りないためと判断し、午前中にも授業の合間の時間などを利用してちょっと居眠りをするのはいいかもしれませんね、とアドバイスしました。

Eさんは朝起きることができない中学2年生の女子です。中1の秋に、平日にもかかわらず昼まで寝てしまったことが2回あったそうですが、3学期は毎日登校していました。ところが中学2年の4月から週2回ほど朝起きることができず、正午ごろまで眠り登校できなくなりました。きっかけは思いつかないとのことでした。登校できない日が次第に増えたため、ご家族がパソコンやスマホを取り上げ、夜は両親と同室で23時には休ませるようにして、やや改善したそうです。しかしその後も0時にはベッドに入るものの、午後2時まで眠る日もあります。症状改善後聞いたところでは、この頃からはまたスマホをめちゃくちゃやるようになっていたそうです。

私の外来を受診したときには、朝は何をしても起きず、12～13時まで寝ており、登校は週2回ほどで、昼前に起床し午後のみ登校のこともあるとのことでした。心療内科で薬をもらいましたが、変わりがないので止めたそうです。学校に行きたいとEさんは言っていました。夕飯は19時、22時から約1時間入浴し、23時から翌日の準備を始め、0時に就寝していました。脳波検査に異常はなく、規則的な日課を守ってもらうことと薬を飲んでもらうこととしました。また起きる時刻を15分ずつ早めてはと伝えました。２週間後には朝６時の起床ができるようになり、２か月後には起床が遅くなるのは週一回程度となり、１か月後には毎日登校しているとのことでした。このときに最近はスマホをやりすぎないようにしている、と話をしてくれました。

２か月後の外来では服薬をやめても調子良好で、スマホも20時過ぎには使わないようにして、起床５時〜５時30分、就寝21時〜21時30分とのことでした。学校でも「最近寝ないね」と言われ「内申が上がりそう」とうれしそうでした。表情にも自信が感じられました。周囲の働きかけがＥさんのモチベーションを大いに高めたに違いありません。

Ｄさん、Ｅさんはどちらも初めははっきりとは話してくれませんでしたが、スマホが悪影響を与えていたことが想像できます。ただし本人が学校に朝から行きたい、と強い気持ちをもっていたことも印象的です。中学生高校生にはやりたいことがたくさんあるでしょうし、友だちやテレビもあれやこれやと楽しいことをたくさん紹介します。全部やりたくなってしまいます。けれども一日は24時間で、その中でその人自身にとって必要な睡眠時間をきちんととらなければなりません。お二人は「効果的な時間の使い方」を心がけた結果、学校に行けるようになったのです。

◎ナルコレプシーのＦさん

Ｆさんはナルコレプシーの中学生３年生の男子です。昼間に急にものすごく眠くなることをどうにかしたい、とのことで私の外来に来ました。

小学校3年生になる春休みから突然、昼間に眠くなるようになったそうです。小学校1、2年生のときにはまったく昼寝をしなかったのですが、3年生以降は学校で眠り、帰宅後眠り、夕飯後も眠るようになったそうです。その後少しずつ自分で眠気を調節できるようになり、たとえば運動前に眠ることで運動中の眠気を減らすことができていました。学校では5、6時間目に30分ほど眠り、その後のサッカー部活動（フォワード）をこなしています。ただ最近は自転車をこいでいる最中にも眠くなるとのことでした。学校から帰ると1時間眠り、就寝は0時過ぎで起床は7時30分。朝食をとって登校、午前中も授業中30分ほど居眠りします。なお小学校3年生の頃からは、大笑いのあと力が抜けて「へろっ」となったり、はしゃぐと横になって「くねくね」するようになりました。

ナルコレプシーを疑って検査をすすめ、脳の周りを満たしている液体（髄液）の中のオレキシンという成分が少ないことから、ナルコレプシーと診断しました。薬によって昼間の眠気の程度が減り、部活動の最中に居眠りすることはなくなったとのことです。また大笑いのあと力が抜けることは薬の開始後はなくなりました。ただし午後1～3時には眠くなるそうです。就寝0時30分、起床6時の生活で、夜ふかしになると眠気が強くなるとのことでしたので、ナルコレプシーとは別に睡眠時間が不足してもいると判断しました。そこで薬さえ飲めばいいというわけではなく、睡眠時間確保を工夫し、寝不足にならないよう生活習慣を絶えず見直すよう伝えています。

次からはまだ解決していない方です。

◎必要な睡眠時間が多いタイプのGさん

Gさんは朝起きることが難しくなる中学3年生の男子です。

中学1年生の2学期から、とくにきっかけなく授業中に寝てしまうようになりました。試験中にも眠ったということで睡眠の専門病院を受診しました。睡眠時無呼吸症を疑われて検査を行い、睡眠時無呼吸症候群はないと判断されています。その後朝起きることが難しく、無理に起こすと暴れるようにもなり、登校できなくなりました。別の睡眠専門病院では朝は無理に起こさないようにとの指導を受け、薬も2種類開始になりました。

私の外来には夏休み中に受診しました。夏休み前には起床時刻は不規則で、9時に起きる日もあれば午後2時まで寝ている日もあったそうです。食事は昼と夜のみで、22時に就寝するものの、明け方まで眠れない日も少なくないとのことでした。夏休み前にブルーライト（52ページ参照）のことを耳にし、パソコンやメールチェックは20時までと決めたそうです。また夏休みには北海道の伯父のもとで生活し、朝から牛の世話などを手伝い、起床6時、就寝21時の生活ができるようになり、私の外来を受診したときも起床8～9時、就寝0時前の生活ができており、新学期も大丈夫と話していました。

ところが3週間後の9月の外来では、前回外来受診後、生活リズムが崩れ、9月になっても登校できていない、とのことでした。薬を調整した1か月後の外来では、修学旅行には参加でき、その間には朝も起床できたとのことでしたが、修学旅行から戻ってきたあとは、また昼まで寝ている状態となり、登校できません。ただし22時30分には眠れるようになったそうです。さらに1か月後の外来では、前回外来後2週間は調子よく中間試験も受験できたものの、その後また朝起きることができなくなっていました。しかしお母様によると、最近は以前とは違って朝なんとか起きるようになったようです。また薬は飲んでいても調子が良くなったり悪くなったりするので、薬はやめている、とのことでした。

その後また安定した時期が続いたあと、もう大丈夫と思ってしまったのか、2日連続して深夜までテレビを見てしまったことをきっかけに朝起きることができなくなりました。このことから、自ら必要な睡眠時間が多いことを自覚したようです。またふつう平日に寝不足がたまると週末などに睡眠時間が増えることが多いのですが、Gさんの場合、寝不足になっても睡眠時間が多くならず、ある限界を越すと急に必要な睡眠時間が多くなってしまうようです。意識的に睡眠時間を多めにすること、可能な限り22時前に就寝することを提案しました。

◎小学校以来、生活リズムの乱れが直らないHさん

Hさんは朝起きることができない、とのことで中学1年生のときにはじめて外来を受診した女子です。小学校3、4年の頃から朝起きることの難しさを感じていたそうです。中学入学後は深夜0時前に寝ることも難しくなったそうです。

初めて外来で診察したときには、夜は眠れず朝は眠たいということで、登校ができない日も多く

なってきていました。睡眠表によると睡眠は不規則で、睡眠時間も1～2時間の日もあれば、12～13時間になる日もありました。スリープヘルスの説明に加え、さまざまな薬も試しましたが効果はほとんどありませんでした。何回か入院もして登校することも試しました。たしかに入院中はなんとか朝起床し登校し、試験を欠席することもなかったのですが、退院後はすぐにまた不規則なリズムに戻ってしまいます。同様の状況の中なんとか高校に進学し、大学にも合格しましたが、基本的な生活リズムの乱れは続いています。

登校困難のきっかけ

私の睡眠外来を受診する中学生、高校生の中には、登校困難に悩むケースが少なくありません。登校困難のきっかけについての調査結果を探しました。

文部科学省（2013）によると、2012年の不登校17万353人（高校生5万7664人、中学生9万1446人、小学生2万1243人）の不登校理由のトップ2は無気力（高校生30.1パーセント、中学生26.4パーセント、小学生23.8パーセント）、不安など情緒的混乱（高校生16.2パーセント、中学生25.1パーセント、小学生33.2パーセント）です。「無気力」あるいは「意欲低下」は寝不足の主症状の一つであることは、睡眠不足症候群の項（71ページ参照）で説明しました。また「不安など情緒的混乱」の背景には、睡眠関連症状出現の割合が高い発達障害（135ページ参照）の関与の可能性があります。2013年3月に東京都教育委員会が公表した都立高校の2010～2011年度の中退者に対するアンケート調査結果では、高校を中退した理由のトップは「遅刻や欠席などが多く進級できそうになかったから」で、2位も「自分の生活リズムと学校が合わなかった」でした。さらに「どのようなことがあれば、中退しなかったと思うか」の問いに対する最多の回答は「規則正しい生活ができること」でした。これらを受けて東京都教育委員会（2013）は、基本的生活習慣の未修得が高校中退者の課題と指摘しています。

また2013年7月12日文部科学省発表の不登校に関する追跡調査結果によると、学校を休み始めたきっかけ（複数回答）については「友人との関係」がトップで52.9パーセント、ついで「生活リズムの乱れ」（34.2パーセント）「勉強が分からない」（31.2パーセント）が続いています。そのあとには学校関係の理由が3つ（「先生との関係」、「クラブや部活動の友人・先輩との関係」、「入学、転校、進級して学校や学級になじめなかった」）続き、7番目に「病気」、8番目に「親との関係」が挙がっています。

生活リズムの問題が、登校困難や中退につながる大きな要因であることがわかります。

Ⅱ　あなたの「ねむり」の常識チェックリスト

◎「睡眠と体調」編

□寝だめはきく　⇓○か×か?

□寝不足だと人は太る　⇓○か×か?

□睡眠時間が短いとメタボリックシンドロームになる危険が高まる　⇓○か×か?

□夜型でも朝型でも、トータルの睡眠時間が足りていれば問題ない　⇓○か×か?

□生活リズムを整えるためには食事時間にも気をつけるべき　⇓○か×か?

◎「ねむりと脳のメカニズム」編

□人間の脳は光の影響を受ける　⇓○か×か?

□眠気をもたらす物質メラトニンは夜になると明るくても分泌される　⇓○か×か?

□「腹時計」という言い方は単なる比喩だ　⇓○か×か?

□成長ホルモンは午前2~4時に出るので、
この時間にさえ寝ていれば眠りに心配はない　⇓○か×か?

□睡眠中は、脳も活動をとめて休息している状態である　⇓○か×か?

□試験の前日、夜遅くまで勉強をしたとき、寝ると覚えたことを忘れるので、
徹夜をしたほうがよい　⇓○か×か?

□「朝○時に起きよう」と思って寝るほうが、気持ちよく起きられる　⇓○か×か?

◎「寝不足対策」編

□中学生は眠りが深いので、大人より寝不足に強い　⇓○か×か?

□スマホなどのディスプレイに使われている光には覚醒作用がある　⇓○か×か?

□朝なかなか起きられないのは寝不足の証拠である　⇓○か×か?

□毎日7時間寝ているのに授業中眠くなるのは気合が足りないからだ　⇓○か×か?

□夜勉強をしていて眠くなったとき、机で少しだけ仮眠をするとよい　⇓○か×か?

□平日寝不足が続いても、休日に昼まで寝てゆっくり休めば問題ない　⇓○か×か?

□中学生は寝る間を惜しんで勉強すべき　⇓○か×か?

◎「日本人の睡眠」編

□50年前、日本人の平均睡眠時間は8時間以上だった　⇓○か×か？

□日本人は世界で一番睡眠が短い　⇓○か×か？

□日本は世界一残業が多い　⇓○か×か？

□日本人の労働生産性は先進7か国中最下位である　⇓○か×か？

□日本の幸福度は世界の中でベスト3に入る　⇓○か×か？

□日本の若者は自分自身に満足している割合が欧米に比べて高い　⇓○か×か？

⇓正解は本文中で。

まとめは巻末の回答&解説（149ページ）をご参照ください。

Ⅲ　基礎編――知っておきたい眠りの知識

1　眠りの役割は?

眠りは昔から起きていない不活発な状態とされてきました。大切なのは活動で、活動をしていない眠りにはあまり関心が向けられませんでした。ただし最近では研究が進み、眠りは活動のため、つまりは生きていくためになくてはならない状態、と考えられるようになってきています。ただしヒトという動物が生きていくために眠りは絶対に必要か?と問い詰められると、困ります。眠らないと死んでしまう、ということがヒトでは証明されていないからです。

たしかに家族性致死性不眠症という病気があります。この病気の初期の症状は眠れないこと――不眠――で、不眠が次第に悪化し、やがて衰弱して亡くなります。ではこの病気で亡くなる原因が不眠か、と言われると、この病気の原因は狂牛病やクロイツフェルト・ヤコブ病と同じで、プリオンとよばれるたんぱく質です。このプリオンのせいで、脳の中の視床とよばれる部分の脳細胞が働かなくなり、眠ることが難しくなります。つまり眠れないことはあくまで病気の一つの症状なのです。眠らないことが原因で患者さんが亡くなると言いきることはできません。

ラットでは眠らせない実験が行われています。眠らせないようにしたラットは衰弱し、しっぽや足の皮膚に潰瘍（皮膚を覆う組織である被覆上皮がなくなり、その下の組織が露出している状態）や過角化（皮膚表面の表皮が異常に固くなった状態）が現れます。要するに手足やしっぽがグチュグチュゴワゴワになってくるわけです。体温ははじめは上がり、その後次第に下がります。そして2～3週間でラットは死んでしまいます。ただし脳の中に明らかな異常はなく、死因もわかりません。

睡眠研究の第一人者ホブソン博士は、「脳の脳による脳のための睡眠」という論文を2005年に発表し、以下のように述べています。

「眠りは広汎な生物学的現象で、現在もさまざまなレベルで科学的研究が進められている。眠りとは何か？どうなって眠るのか？眠りの役目は？の3つの根本的な疑問の解決に向けて研究は現在も進んでいる。これらの問いに対する最も重要な答えのいくつかは、新たな技法を用いた基礎的応用的な脳科学研究からもたらされている。眠りに関する研究は、眠りにより生ずる脳の変化とあいまって変化するところの『意識』に関する我々の理解にも新たな視点をもたらすであろう」。

ホブソン博士は眠りの研究が意識、つまりは起きているときの活動に関する研究にも新たな展開をもたらすことを期待しています。私のロサンゼルス留学時代のボスであるシーゲル博士は「眠りは繁殖、移動、食餌不足に際しては容易に排除される生理行動である。さまざまな種によって異なる行動上の要求や環境に適応して、脳がいかに眠りを調整するかは脳研究および進化生物学にとって重要かつ新たな命題だ」と述べています。この発言の背景には、非移動期とは違って移動期には眠りの量が減っても能力が低下しない鳥（ミヤマシトド）や、メスの抱卵中には3週間ほど眠らずにメスを守るオスの鳥（アメリカウズラシギ）がいるという観察があります。

眠りの役割についてはまだわからないことが多いのです。

2　寝不足ではどうなる——寝る間を惜しんで勉強するな

短縮睡眠による注意力実験

図1を見てください。これは人間で11日間にわたって行われた実験の結果です。縦軸は見落とし回数です。横軸は11日間を示していて、実験に参加した方々には11日間毎日ある作業をしてもらい、その際の見落とし回数が記録されています。参加した人たちは4つのグループに分けられています。基準日と書いてある最初の日には、4つのグループの方全員が8時間眠ります。その後ある作業をしてもらい、その際の見落とし回数が記録されます。実験日である7日間は、各グループそれぞれ決められた睡眠時間をとったうえで同じ作業を行ってもらい、見落とし回数を記録します。4つ

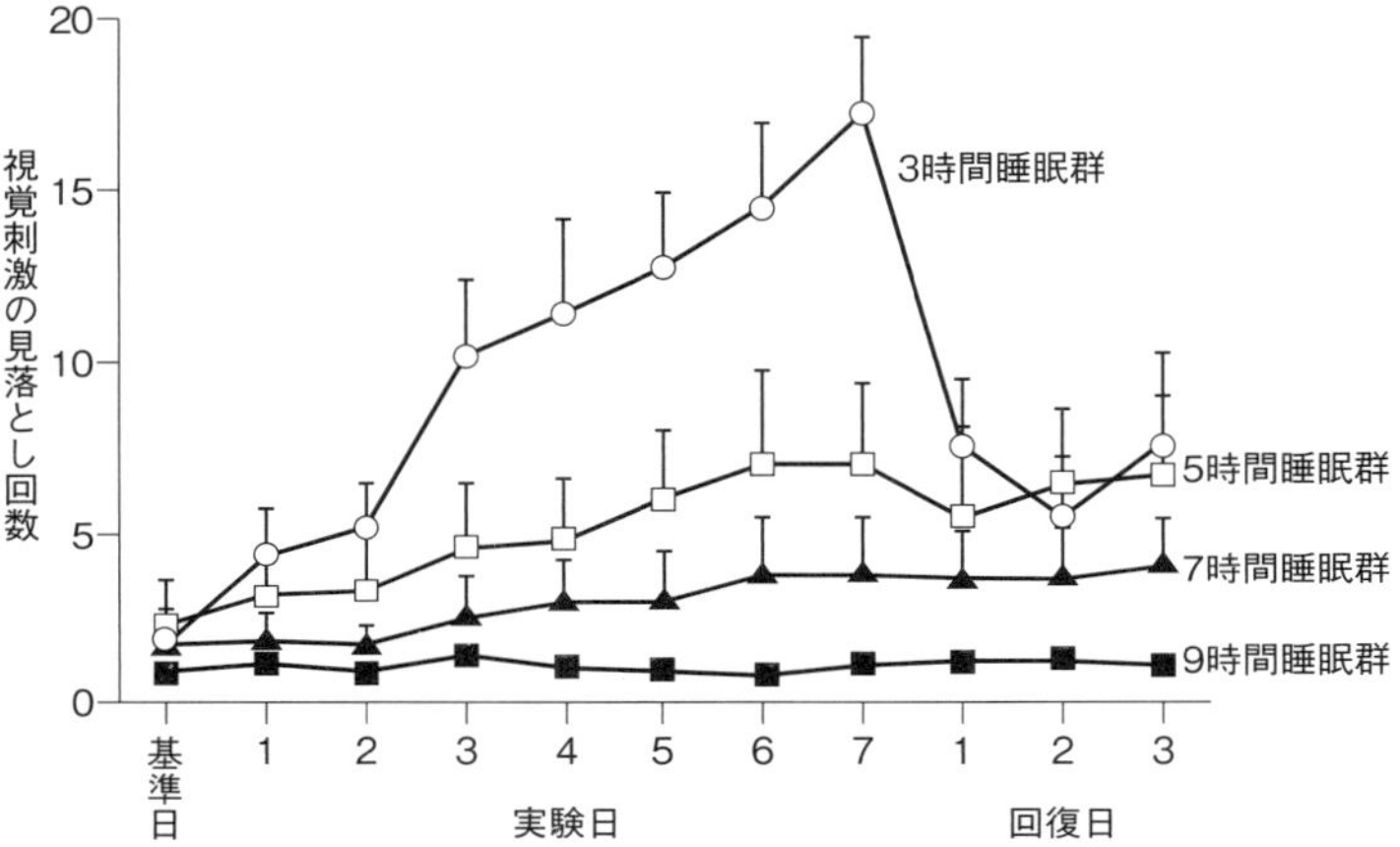

図１　短縮睡眠の作業能力に及ぼす蓄積的な影響（Belenky G, et al., 2003）
基準日（睡眠８時間）、実験日（各条件の睡眠時間）、回復日（睡眠８時間）。縦軸は視覚刺激が示されてから0.5秒たっても反応できなかった（見落とし）回数を表す。

のグループの睡眠時間は9時間、7時間、5時間そして3時間にそれぞれ決められていて、そのグループの方は7日間は毎日決められた睡眠時間をとってもらいます。そして実験期間の7日間を終えたあとの3日間は回復日として、4グループとも全員、基準日と同じように8時間寝ていただいたあとで同じ作業を行い、その作業での見落とし回数を記録してもらいました。図1にはその結果が各グループの平均値として記録されています。さて、この図から何が言えるでしょうか？

まず言えるのは「9時間寝ていると見落としは増えない」ではないでしょうか？　同じ調子で見ていきます。7時間睡眠だと、見落としがちょっと増え、5時間睡眠だともう少し増え、3時間だとすごく増える、ことは言えそうです。今度は回復日にも目を向けましょう。9時間睡眠だったグループでは、回復日に睡眠時間を8時間に減らしてもあまり変わりません。ところが3時間睡眠グループ、5時間睡眠グループでは回復日になると見落とし回数が減ります。さらにこの2つのグループでは回復日には見落としが減るものの、基準日のレベルには及ばない高い見落としレベルにあります。3ないし5時間睡眠では、3日間ほど睡眠時間を増やしても、見落としが減らない、つまりは注意力が充分には働かない、脳が充分には働いていない、と言えそうです。なお7時間睡眠グループの回復日レベルも基準日よりはやや高くみえます。

週末の「寝だめ」の意味とは?

図1を日常生活に置き換えてみましょう。多くの方は平日には十分な睡眠時間をとれず、週末などに睡眠時間を多くとっているのではないでしょうか? 週末に増えたこの睡眠時間ですが、多くの方は「寝だめ」と誤解しています。「寝だめ」は、今日たくさん寝たから、明日は寝ないで大丈夫、という眠りの貯金、すなわち貯眠のことですが、実は貯眠はできません。

毎日必要な睡眠時間をとれていない場合には、睡眠時間の借金つまりは借眠が増えます。だから週末などに「寝だめ」をしていると思って多く寝ることは、じつはこの借眠を返していることになるのです。借眠を返すことは非常に大事ですが、図1を見ると、借眠を返しているつもり、つまりは回復日に睡眠時間が増えても、見落としは基準日のレベルには戻っていないことがわかります。やはり借眠自体をしないことがなにより大切なようです。

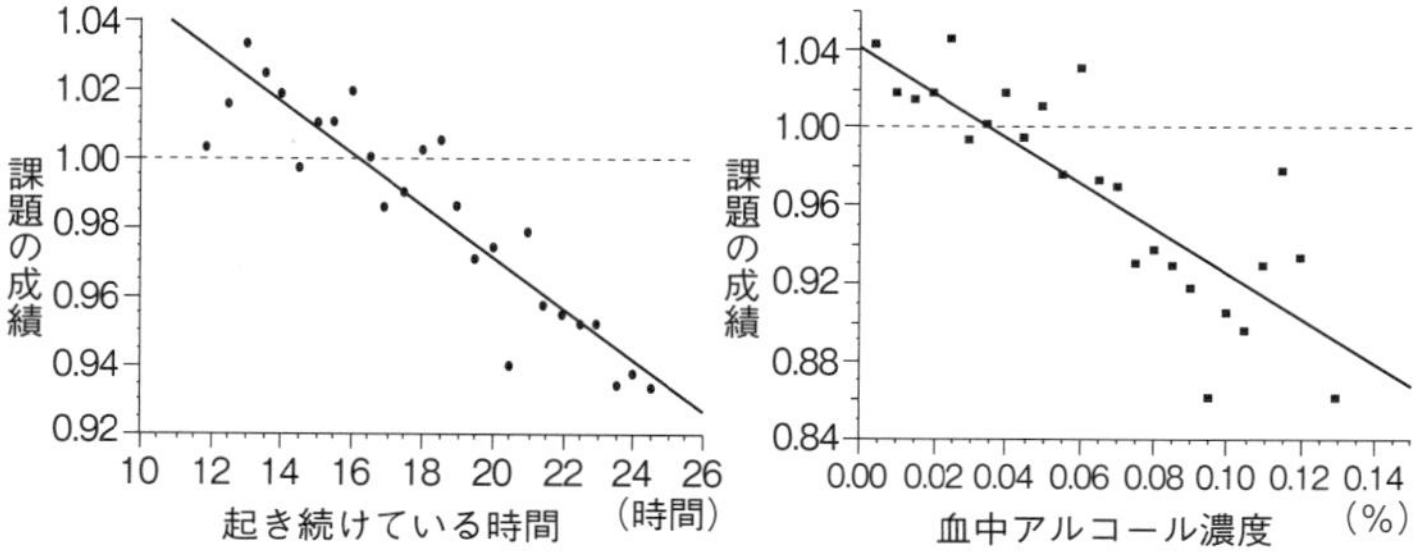

図2　起き続けている時間（左）と血中アルコール濃度（右）によるパフォーマンスの悪化の変化（Dawson D & Reid K, 1997）
縦軸の下に行くほどパフォーマンスが悪化している。

次に図2を見ましょう。今度の縦軸はあるテストの点数で、上にいくほど成績がいいということになります。記録されている点をつないだ線は右下下がりです。つまり、横軸が右に行くにしたがってだんだん成績が悪くなっています。では横軸は何かというと、まず左のグラフですが、こちらの横軸は朝起きてから寝ないで起きている時間です。眠らないで10、12、14、……26時間つまりは丸一日以上過ごしている状態でテストを行うと、しだいに成績が悪くなる、というわけです。次に、右のグラフですが、この横軸は血中アルコール濃度です。日本の飲酒運転の取り締まりでは、アルコール濃度は血中ではなく呼気で測るのでまったく同じではありませんが、日本では0・05パーセントが逮捕されるレベルです。

この論文では2つのグラフを比べて、血中アルコール濃度が0・05パーセントのときと、朝起きてから17時間、昼寝もせずに起き続けているときのテストの成績（脳の働き）がほぼ同じレベルにある、と結論しています。ということは、朝起きてから17時間たつと、つまりは朝6時に起き、昼寝もせず、一睡もしないで夜の23時になると、そのときの脳の働きは、お酒を一滴も飲んでいなくても、酔っ払い運転で捕まるレベルにまで低下しているのです。

図1と2からは「寝る間を惜しんで仕事をしても、脳は働かない。成果を期待することはできない」、ということがわかります。

寝不足はさまざまな重大事故も引き起こします。スリーマイル島やチェルノブイリの原発事故、アメリカ史上最大の原油流出事故となったアラスカ沖でのタンカー、エクソン・バルディーズ号の座礁オイル漏れ事故（コラム80ページ）、スペースシャトルチャレンジャーの事故も、深夜作業中に注意力を欠いたことが原因と言われています。なお理由はよくわかっていませんがヒトの眠気は4時と14時ころには特に強くなり、この時間帯はさまざまな事故も多いのです。

睡眠不足の脳では何が起こっているのか

次に脳の働きへの影響ですが、図1と2でわかるように、寝不足は脳の働きにいい影響は与えません。また眠らないとひらめきが悪くなり、さらに記憶の固定に悪影響がでることもわかっていますし、学業成績も低下します。寝る間を惜しんで勉強しても、効果は期待できないのです。

寝不足では前頭前野という脳の部分の働きが低下します。前頭前野は文字どおり脳の最前部の部分で、ここの働きで人間らしさが生み出されます。意思決定、コミュニケーション、思考、意欲、行動・感情抑制、注意の集中・分散、記憶コントロールなど、いわゆる人間性の根幹にかかわる働きを前頭前野が担っています。前頭前野は扁桃体とよばれる脳の部分の働きを抑える働きもあるのですが、寝不足で前頭前野の働きが弱まると、扁桃体の働きを抑えられなくなります。すると扁桃体の働きが高まります。扁桃体は、脳の奥深くにあって心の脳とも言われることのある大脳辺縁系とよばれる脳の部分に属します。大脳辺縁系の中にあって扁桃体は情動を司る部位です。情動とは心理学用語で、怒り、恐れ、喜び、悲しみなど、比較的急速に引き起こされた一時的で急激な感情の動きのことです。つまり寝不足で前頭前野の働きが低下して、扁桃体の働きが高まると、理性的ではなくなり感情的になりやすくなる可能性があるのです。

実際に、事故で前頭前野が傷ついてしまった方の人格がその後大きく変化し、以前には見られなかった怒りっぽく、気分屋で、短気な性格になった、という事例も知られています。若者の学校内外での暴力行為は平成25年度で小学生1万８９６件、中学生４万２４６件、高校生８２０３件と決して少なくない件数が文部科学省から報告されています。しかもその数は高校では横ばいなものの、小中学生では増加しています。この原因が、寝不足がもたらした前頭前野の働きの低下と扁桃体の働きの高まり、とただちに言うことはできませんが、日本の小中高生の睡眠時間が短くなっていることからすると、睡眠時間が減ることと暴力行為が増えることとのあいだに多少の関連があるのではないかと感じています。

また、前頭前野の働きの低下と自殺との関連も言われています。暴力が他人ではなく自分に向かうと自殺になるのかもしれません。なお睡眠時間の短さは気分の落ち込みにも関連します。気分の落ち込みも自殺の危険を高めます。寝不足と自殺との関連にも注意しなくてはいけません。

知的能力が低下するさまざまな病気をまとめて認知症とよびます。認知症の中にアルツハイマー型の認知症があります。アルツハイマー型認知症では、脳にアミロイドベータという異常なたんぱく質が蓄積します。そして実験動物ではアミロイドベータが起きているときに増え、寝ると減ることが発見されています。そこで「しっかり眠ることで、アルツハイマー型認知症の進展を遅らせる可能性がでてきた」と指摘する研究者もいます。また健康な高齢者であっても、年齢を重ねると脳が縮んでしまい、脳の働きが悪くなりますが、睡眠時間が少ないと、このような変化が大きく出てくる、とも言われています。

寝不足は万病のもと？

寝不足の影響についてさらに見ます。

睡眠時間と病気への抵抗力との関連です。睡眠時間が少ないと風邪をひきやすくなることは経験的におわかりでしょう。このことが実際に実験で確かめられています。鼻の中に風邪のウイルスを注入して、風邪にかかるかどうかを調べたところ、ウイルス注入前2週間の平均睡眠時間が7時間未満だった人は、8時間以上寝ていた人に比べて2・9倍風邪にかかりやすかったのです。また寝不足ではインフルエンザワクチンを接種してもその効果が出にくくなります。

次は寝不足では太る（図3）、ということです。ここではアメリカでの調査結果をご紹介します。

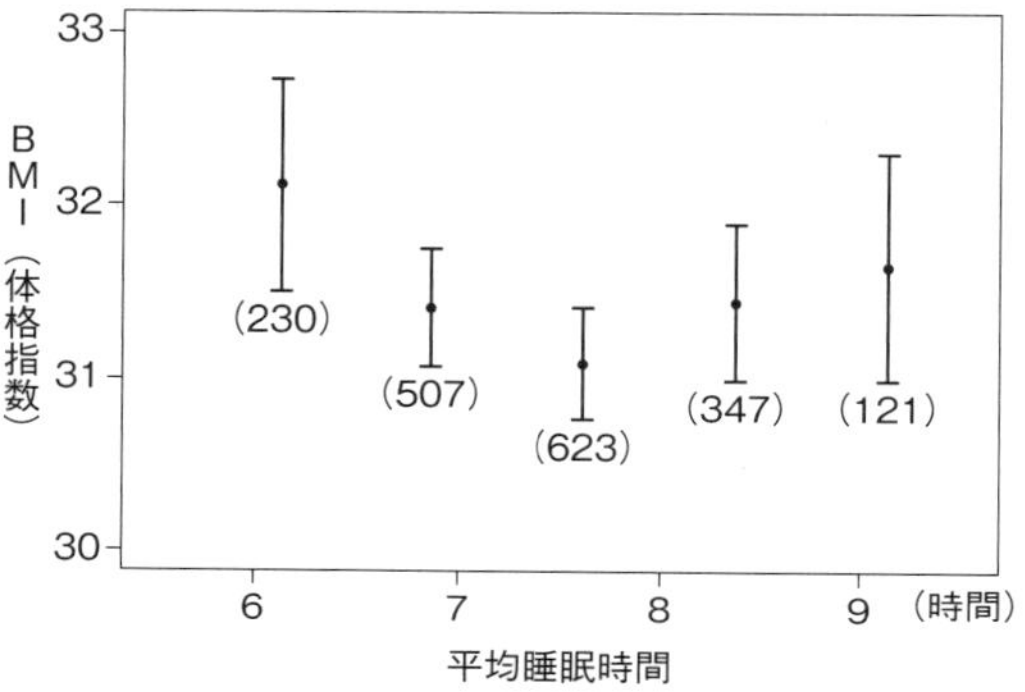

図３　睡眠時間とBMIとの関係（Taheri S, et al., 2004）
寝ないと太る。図中の数字は各グループの人数を表す。

この図の横軸は睡眠時間で、縦軸はＢＭＩ（body mass index）です。ＢＭＩは、体重（kg）を身長（m）の二乗で割って求めます。太っているほど数値は大きくなります。たとえば体重50kg身長１５０cmだと、50/(1.5×1.5)で22・2となります。この図を見てわかるように睡眠時間が短くなるほど、つまりは図の左に行くほどＢＭＩが増えます。つまり寝不足では太るのです。寝不足ではやせると思っている方が多いかもしれませんが、寝不足では太るのです。寝不足ではレプチンという食欲を抑える体内物質が減って、グレリンという食欲を高める体内物質が増えることに加え、寝不足では理性が低下し感情が高まるのでした。その結果食欲を抑えられずに食べ、太る、ということも言われています。なお肥満は心臓病や高血圧の危険を高め、高血圧は脳血管障害の危険を高めます。そして肥満は睡眠時無呼吸症候群の危険も高めます。さらに睡眠時無呼吸症候群は高血圧、心臓病、脳血管障害、そして糖尿病の危険を高めます。

昼寝を含めた一日当たりの睡眠時間が5時間未満の人では、睡眠時間7時間の人に比べ心臓病のリスクが2倍以上になります。また睡眠時間が5時間以下だと、睡眠時間が7～8時間の場合より高血圧になる危険が1・8倍高くなる、という成人での調査結果もあります。この調査で大切なことは、眠りを改善することで高血圧が改善できる可能性があることです。日本の小学生で睡眠時間が標準よりも少ない状態が続くと、肥満とは無関係に血圧が上昇することが報告されていますし、睡眠時無呼吸症候群も肥満もない10代での検討で、睡眠時間の短さが血圧を高めることが最近香港から報告されています。

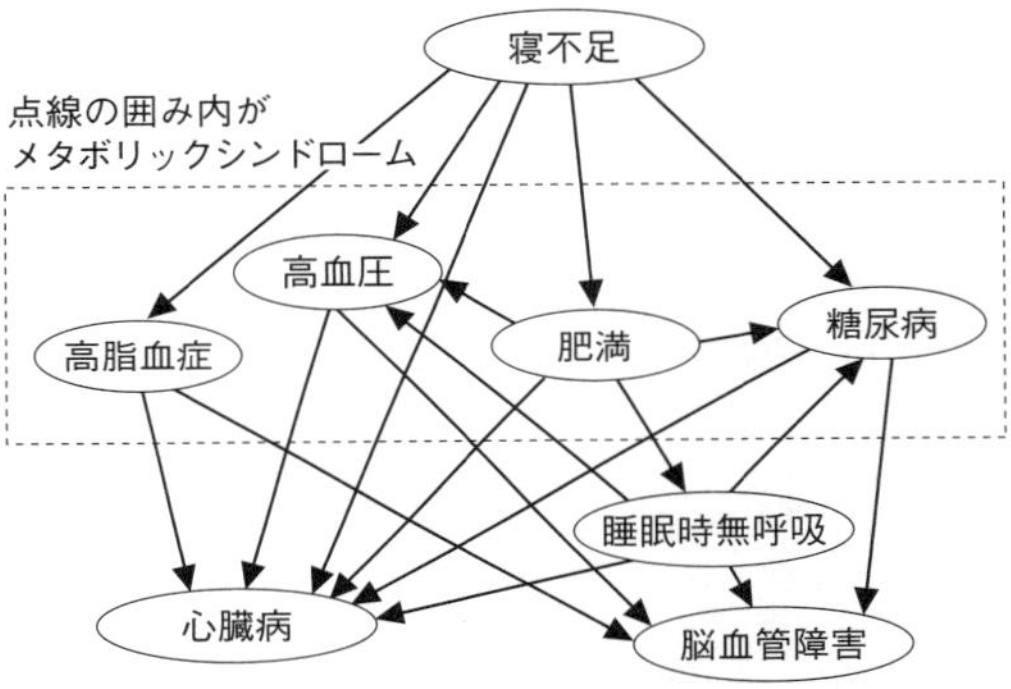

図4　寝不足とメタボリックシンドロームの関係

糖尿病は最近日本でも患者が増え、女性の死因の第10位にもなっています。糖尿病は日本の死因の第2、3位である心臓病や脳血管障害の危険を高めるほか、神経、目、腎臓の障害ももたらします。そして肥満はインスリンの働きが悪くなる2型糖尿病の危険を高めます。そして寝不足では太るのでしたし、寝不足も糖尿病になる危険を高めます。つまり寝不足は、肥満を介して糖尿病の危険を高めるのみならず、直接にも糖尿病の危険を高めるのです。睡眠時間が短いことと、血液中の脂肪成分の上昇（高脂血症）との関連も言われています。

なお最近メタボリックシンドロームという言葉をよく耳にするのではないでしょうか？　厚生労働省のHPによると

「内臓脂肪型肥満に加えて、高血糖、高血圧、脂質異常のうちいずれか2つ以上をあわせもった状態を、メタボリックシンドローム（内臓脂肪症候群）といいます。内臓脂肪が過剰にたまっていると、糖尿病や高血圧症、高脂血症といった生活習慣病を併発しやすくなってしまうのです」。メタボリックシンドロームは心臓病や脳血管障害の危険を高めることが問題です。寝不足は肥満、糖尿病、高血圧、高脂血症の危険を高めるのでした。寝不足がメタボリックシンドロームの危険を高めると言えます。以上を図4にまとめました。

死亡率と睡眠時間との関係をみると、睡眠時間が減ると死亡率が上昇します。もっとも睡眠時間が増えても死亡率は上がるので、眠りさえすればいい、とは言えません。適切な睡眠時間が大切、ということになります。肥満と睡眠時間との関係（図3）と同じような関係です。なお寝不足では太るのですが、睡眠時間が増えても太ります。やはり適切な睡眠時間が大切なのです。寝不足で太る理由については二つの説を紹介しましたが、寝不足が死亡率を高める理由はまだわかってはいません。ただし、寝不足でもたらされる肥満はさまざまな病気の危険因子ですし、寝不足や肥満が危険を高める糖尿病もさまざまな病気の危険因子です。また原因はよくわかってはいないのですが、眠りを奪われると2～3週間でラットは死ぬのでした。最近では睡眠時間が短いことで、テロメアという染色体の末端にあって染色体末端を保護すると言われている構造が短くなるという指摘があります。そしてテロメアが短いと死亡率も高まるらしいのです。ただこの分野はまだまだ研究途上です。

なお寝すぎても死亡率が高まり、太るわけですが、その理由についてはコラム（92ページ参照）を参考にしてください。

若者によき夜の眠りを

若年者に焦点を絞りましょう。アメリカの調査ですが、9歳のときに一日9時間以上寝ていると12歳になった時点で肥満になる比率は12パーセントでしたが、9歳時の一日の睡眠時間が9時間未満では肥満になる比率は22パーセントになったそうです。アメリカの高校生の検討では、睡眠時間が8時間以上の場合に比べ、睡眠時間が5時間未満では肥満になる危険が8・5倍、5〜6時間および6〜7時間では2・8倍、7〜8時間では1・3倍となるとされています。

２０１１年、国際的な睡眠に関する雑誌に「子どもたちと思春期の若者によき夜の眠りを贈ろう：行動への呼びかけ」と題した文章が掲載されました。そこには「寝不足は小児の健康や活動すべてに悪影響を与え、不注意、注意力低下といった認識能力の低下から、低学力、感情制御の困難、問題行動、精神病理にまで及ぶ。不慮の事故や自動車事故の危険性は増し、循環器や免疫、さまざまな代謝システムにも悪影響をきたし、肥満リスクを高める。肥満はさらに閉塞性睡眠時無呼吸や代謝障害のリスクを高める」とあります。寝ないと子どもたちの心身に悪影響が及ぶのです。

3　夜行性と昼行性――リズムも大切

では眠りさえすればいつ寝てもいいかと言うと、そうではありません。ヒトという動物は昼行性で、明るい時間帯に主として活動し、夜に眠りますが、動物によっては昼間に眠り、夜暗いときに主として活動する夜行性の動物もいます。そして昼行性の動物が夜に活動したり、夜行性の動物が昼間に活動することは、その動物にとって都合のよい状態ではありません。ヒトも含めて動物にとっては、昼夜の区別は大切です。夜ふかしや朝寝坊は、ヒトの体調には決していい影響をもたらさないのです。実際夜ふかしでは人間の睡眠時間は減ります。昼行性の動物であるヒトは、昼には眠りにくいようにできているのでしょう。早起き早寝という生活リズムが大切ということになります。

ところで生活リズムとは何なのでしょうか。文字どおりにとれば生活のリズム。生活にはさまざまな出来事があります。起きて食べて排泄して、勉強や仕事や運動をして、遊んで泣いて笑って寝ます。これらすべてが生活の要素であり、リズムの内容です。そしてリズムとはもともとは音楽用語で、その後さまざまな周期をもつ事象を表すようになったようです。つまり生活リズムとは、生活における周期性、繰り返しを指し、生活リズムが大切、ということは生活における周期性を大事にしなさい、ということになります。昼は昼らしく、夜は夜らしいメリハリのある生活を送ることが大切ということです。

でもそもそもなぜ生活の周期性や繰り返しが大切なのか、です。ヒトという動物は昼行性だから、というのも一つの答えかもしれません。また人類が長い歴史の中で経験から導き出した智慧、のようでもあります。まだ開発の及んでいない地域（アフリカと南米）３か所に暮らす方の睡眠が最近調べられました。その結果によると起床は日の出前、就床は日没の３・３時間後が平均でした。

『黄帝内経』は「こうていだいけい」と読みますが、紀元前4～3世紀頃、今から約２３００年から２４００年前にまとめられた中国の医学のいわば教科書です。実はその冒頭に「起居有常」とあります。これは規則正しい生活が大切、という意味です。そして規則正しい生活を送り、飲食に節度をもって過ごせば、与えられた寿命を全うすることができる、と解説されています。またアーユルヴェーダという古代インドで発祥した伝統医学があります。一説によると５０００年もの歴史をもつとされています。このインドの伝統医学では、季節や一日の中の時刻の変化に自分の体質をあわせて日常生活を送ることが大切、早起き早寝が大切とされています。状況に応じた変化を大切にしていますが、周期性を大切にしている点は『黄帝内経』と同じです。また『黄帝内経』でも、季節変動への対応の大切さは述べられています。春夏はやや遅寝早起き、秋は早寝早起き、冬はやや早寝やや遅起き、が推奨されていますし、「必待日光」、すなわち「起床と就寝の時間は、日の出と日の入りを基準とするがよい」とも書かれています。

以上、伝統医学で言われている生活の周期性や繰り返しの大切さを紹介しましたが、「理屈では

サマータイム

サマータイムとは「夏の間、太陽の出ている時間帯を有効に利用する」ために、ある地域全体で一定期間時刻を変更する制度で、世界中で現在 15 億人以上が使用させられています。欧米では Daylight saving time（DST：昼間の光を無駄にしない時刻制度）とよばれています。夏時間開始の際には、時計を 1 時間進め（たとえば 6 時を 7 時にする）、夏時間終了の際には、時計を 1 時間戻し（たとえば 7 時を 6 時にする）ます。つまり夏時間開始前日の朝 6 時は、夏時間開始初日には朝 7 時になります。逆に夏時間終了日の朝 7 時は、夏時間終了翌日には朝 6 時になります。そこで朝に同じ時刻に出かけようとすると、夏時間開始の春には 1 時間の早起きに、夏時間終了時の秋には 1 時間の朝寝坊になります。そして 1 時間の早起きになる春の切り替え時には交通事故や心筋梗塞の患者さんが増えます。

サマータイムはもともと省エネ効果（昼間の光を無駄にしない）があると考えられたわけですが、実際にはその効果はないようですし、ドイツでの大規模な調査からはヒトの身体がサマータイムの時刻変化に慣れるには数週間もかかることがわかってきました。日本でも一時導入されたこともあるようですが、あまり評判はよくありませんでした。

なく経験からそうなんだ」と言われても、若い方にとってはなかなか納得しづらいかもしれません。でも実際に徹夜を繰り返すような不規則な生活では体調が悪くなることは、誰もが実感しているのではないでしょうか？　そして最近の科学が、生活の周期性や繰り返しが大切であることの理屈を探り当て始めています。

ここでは時計の話を少しだけします。ヒトも含めて、動物の脳には時計があります。生体時計、あるいは体内時計とよばれています。そしてこの脳にある時計からの情報が、全身の細胞に伝わることもわかってきました。そして面白いことに、脳の時計と地球時刻とはズレやすいのです。詳しくは後の項（Ⅲ-6、43ページ～）で説明しますが、地球の一日と脳の時計の一日の長さは微妙に違うのです。一日の長さが違うのでズレやすく、このズレが大きくなると体調が悪くなるのです。逆に言うとズレがないこと、地球と脳のリズムが同調していることが大切、ということになります。

脳の時計で生まれるリズムは、全身にさまざまなリズムを生み出します。睡眠覚醒リズム、食事のリズム、活動のリズムさらには自律神経のリズム、ホルモン分泌のリズム等々です。これらがお互いに同調して、かつメリハリをもって活動していることが、ヒトが快適に過ごすには大切なのです。

4　覚醒中枢と睡眠中枢——眠りに関する脳のしくみ

エコノモによる仮説

ヒトの関心は昔から昼間の活動にあり、「眠っているための脳」という発想は、20世紀初めにはおそらくはなかったと想像できます。ところがウィーンの神経内科医エコノモが「起きているための脳」、「眠っているための脳」という考え方を、１９３０年に初めて提唱したのです。エコノモは、ある病気で亡くなった患者の脳を解剖して徹底的に調べました。この病気は１９１６年からの約10

年間、世界的に流行し、患者は一日のほとんどの時間を眠り続けるか、あるいは正反対にどうしても眠れない状態かに陥ったそうです。この病気は後にエコノモ脳炎とよばれます。エコノモはエコノモ脳炎の患者の症状と脳の異常とを比べて、眠り続けた患者では視床下部の後部から中脳にかけて異常な変化（病変）が広がっていることを、眠れずに起き続けた患者では視床下部前部に病変があることを観察しました。そして視床下部の後部から中脳は起きているために重要な脳、すなわち「起きているための脳」、そして視床下部前部は眠るために重要な脳、すなわち「眠っているための脳」であるとの仮説を提唱したのです。

当時の一般的な考え方からすると、この考え方がすぐに受け入れられたとは到底思えません。しかしこの学説は、その後の研究によって正しさが確かめられました。今では「起きているための脳」すなわち覚醒中枢として、視床下部の後部から中脳にかけての部分にある乳頭結節核（覚醒中枢Tとします）と視床下部外側野（覚醒中枢Lとします）という名前でよばれている場所が、そして「眠っているための脳」すなわち睡眠中枢として、視床下部前部にある腹側外側視索前野（睡眠中枢Lとします）と内側視索前野（睡眠中枢Mとします）と名付けられている場所がそれぞれ確認されています（図5）。

ヒスタミンとオレキシン——食後はなぜ眠くなる？

もう少し説明します。まず覚醒中枢ですが、覚醒中枢T（乳頭結節核）にはヒスタミンという物

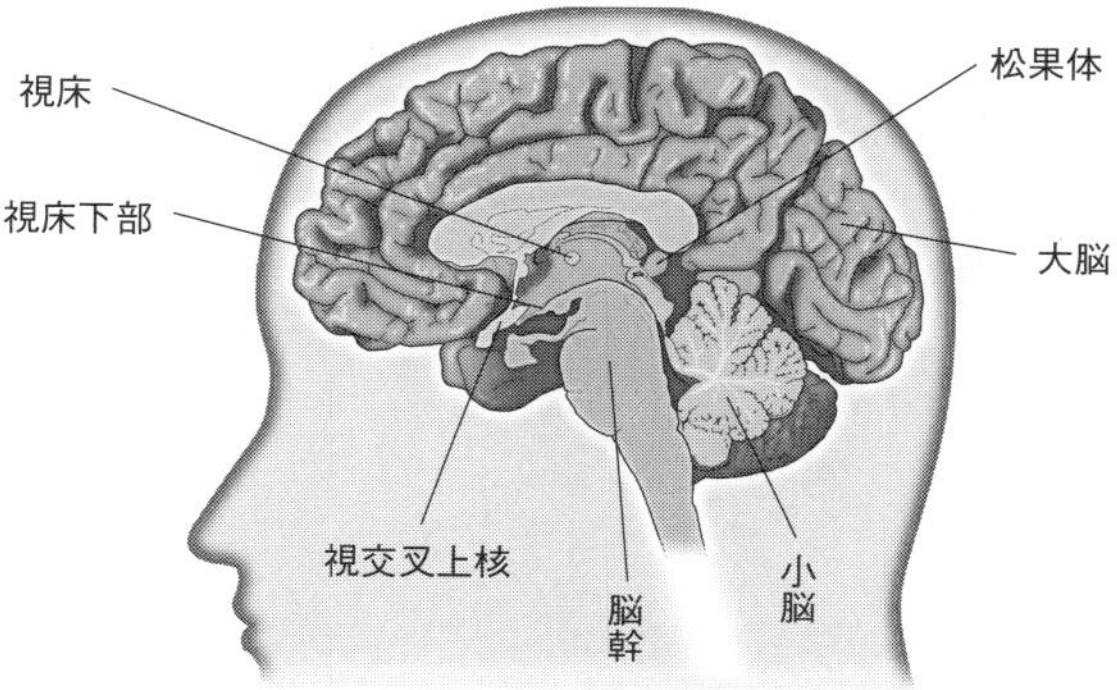

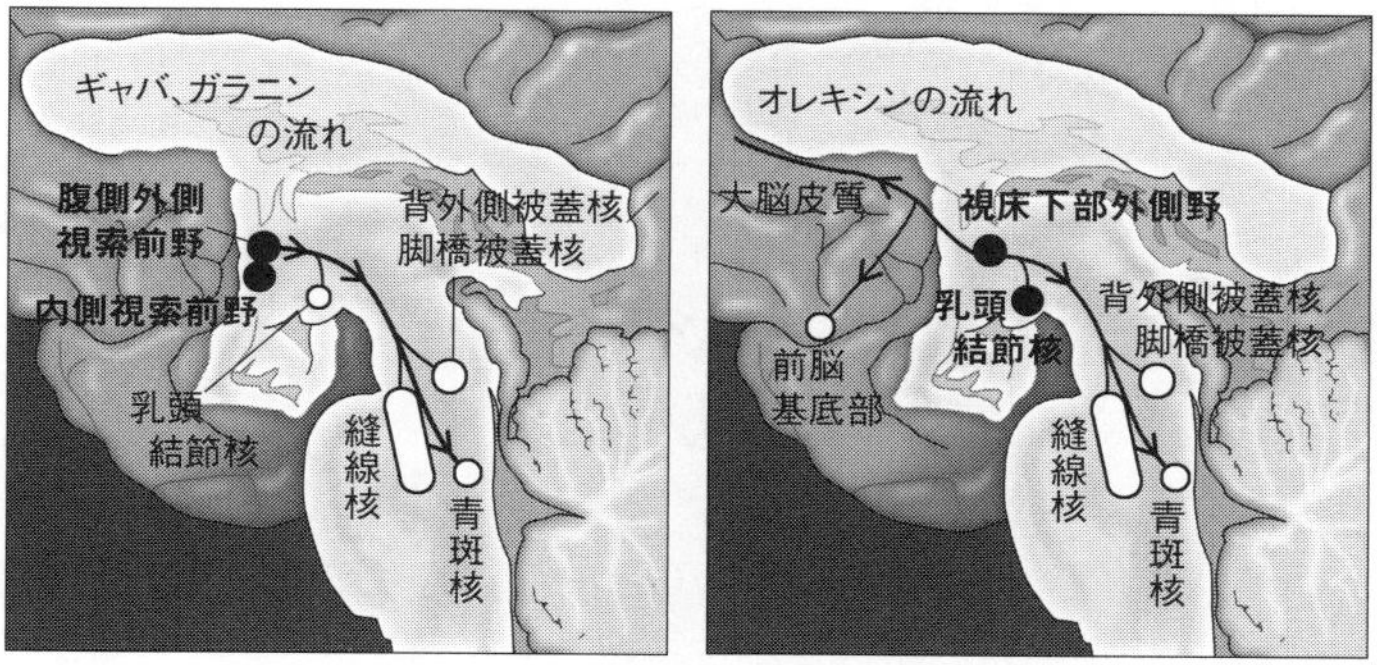

図5　近年明らかにされた睡眠中枢（左）と覚醒中枢（右）の一部

睡眠中枢（L：腹側外側視索前野、M：内側視索前野）と覚醒中枢（T：乳頭結節核、L：視床下部外側野）と睡眠覚醒にかかわる他の部位とのつながりを示してある。ギャバ、ガラニン、オレキシンは神経伝達物質の名称。

質を含んでいる神経細胞が集まっていて、この部分が活動しているとき、つまり起きているときには大脳全体にヒスタミンが放出されます。そしてヒスタミンの働きを抑える薬は、覚醒を弱め、眠気をもたらします。抗ヒスタミン剤というのは、ヒスタミンの働きを抑える薬の総称です。ですからアレルギーの薬でもある抗ヒスタミン剤の中には眠気をもたらすものがあります。また睡眠導入剤として薬局で売っている薬の中にも抗ヒスタミン剤があります。そして覚醒中枢Tの働きで大切なことは、睡眠中枢の働きを抑える、という点です。これは起きていてかつ眠る、という状態にはならないしくみと言えます。当たり前と言えば当たり前ですが、大事な働きです。

次に覚醒中枢L（視床下部外側野）です。ここにはオレキシン*という物質を含んでいる神経細胞が集まっていて、この部分が活動しているときには、覚醒中枢Tをはじめ、目覚めているときに活動している脳内各所にオレキシンが放出されます。面白いことに、オレキシンには食欲を高めるという働きもあります。おなかがすいているときには眠くなりません。空腹時、つまりは食欲が高まっているときにはきっとオレキシンがたくさん放出されているに違いありません。逆におなかがいっぱいになると、オレキシンの放出が減ります。食後に眠くなるのは、オレキシンの放出がなくなったことも関係します。

*オレキシンというのは日本人の櫻井武博士、柳沢正史博士らが発見した物質ですが、ほぼ同じ時期に別の研究者が同じ物質をヒポクレチンと命名して発表しています。櫻井博士らはオレキシンが食欲を高める働きがあることからギリシャ語で食欲を意味するオレキスからオレキシンと命名、一方別の研究者は視床下部という脳の部位に限局して分布することから視床下部の英語名からヒポクレチンと命名したのです。本書では日本人発見者に敬意を表しオレキシンと表記します。

「眠るための脳」「眠っているための脳」

次に睡眠中枢です。睡眠中枢L（腹側外側視索前野）も睡眠中枢M（内側視索前野）もこれらの部分に集まっている神経細胞はギャバとガラニンという物質をもっています。そしてどちらの睡眠中枢も覚醒中枢Tの働きを抑えます。これは覚醒中枢Tが睡眠中枢の働きを抑えたのと同じで、寝ていてかつ起きている、という状態をつくり出さないためのしくみです。睡眠中枢と覚醒中枢Tとはお互いにお互いが活動しているときには相手の活動を抑えるしくみをもっているのです。

さて睡眠中枢で興味深いのは、睡眠中枢LもMも眠っているときに活動するのですが、睡眠中枢Mは眠くなってくるとまだ起きているうちから活動が始まる、という点です。つまり睡眠中枢はLもMも「眠っているための脳」なのですが、睡眠中枢Mは「眠るための脳」でもあるのです。眠気を我慢して必死に起きているようなときには睡眠中枢Lはまだ活動していないものの、睡眠中枢Mはしっかり活動を始めているのでしょう。

このように睡眠中枢には「眠るための脳」と「眠っているための脳」とがあるのですが、覚醒中枢では眠っている最中に眠りが浅くなってきた段階で活動が高まり、起きる準備に大切な「起きるための脳」はまだ見つかっていません。覚醒中枢Tも覚醒中枢Lも「起きているための脳」です。また非常にわかりにくいのですが、覚醒中枢Lの中にはこれから説明するレム睡眠中に活動する神経細胞（もっている物質はエムシーエッチ）や、深いノンレム睡眠中に活動する神経細胞（もっている物質はギャバ）も見つかっています。眠りに関する脳のしくみはなかなか複雑です。

5　レム睡眠とノンレム睡眠

レム睡眠はいかにして発見されたか

レム睡眠という言葉は耳にしたことのある方が多いでしょう。レム睡眠のレムは rapid eye movement の頭文字R・E・Mを並べて読んだ造語です。Rapid eye movement とは急速眼球運動と訳します。エコノモが睡眠中枢と覚醒中枢を提唱したちょうどその頃、１９２９年にはじめてヒトの脳波記録が発表されました。脳にはたくさんの神経細胞があり、それらは活動するときにはごくごく微弱な電気信号を発生させますが、これを頭の皮の上から記録して増幅したものが脳波です。脳波記録が広まると色々なことがわかってきました。起きていて目を閉じているときには1秒間に8〜13回の波が見られること（これはアルファ波とよばれます）、起きていても目を開けるとアルファ波は見られなくなること、眠くなるとアルファ波は少なくなること、てんかん発作のときには特有な波が見られること、などです。

１９５１年、当時睡眠研究のメッカであったシカゴ大学の大学院生であったアゼリンスキーは、自分の８歳の息子を被験者にして、睡眠中の目の動きと脳波とを同時に一晩記録しました。実はその目的は、それまで観察で確認されていた「目が動かない時期」が一晩の睡眠中のどのあたりで見られるか、を確認することでした。しかしその予想に反してアゼリンスキーが観察したのは、約20

分間激しく目が動くという現象でした。初めてレム睡眠に人類が気づいた瞬間です。でもこのような現象を、アゼリンスキーの指導者であったクライトマン教授は全く予想していませんでした。慎重に繰り返し記録が行われ、1953年に世界で初めてレム睡眠が発見されたことが公になりました。発見されると、なぜこんなにも身近なことが長い間わからなかったのかが逆に不思議なくらいです。飼い犬が寝ているのを眺めていても、瞼の上から急速眼球運動はわかります。コロンブスの卵とはまさにこのようなことを言うのでしょう。なおレム睡眠が発見された頃、1952年秋に医学部の学生であったデメントがクライトマン教授のもとを訪ねています。デメントは後にレム睡眠と夢との関係を発見した研究者で、その後現在も睡眠に関する研究を精力的に行っています。

眠りの分類――手がかりは脳波、目の動き、筋肉の力の入り具合

さてレム睡眠が発見されると、眠りがより詳しく調べられるようになりました。そして眠りは脳波、目の動き、そして筋肉の力の入り具合の3つを手がかりに分類されるようになりました。レム睡眠と3つ（N1、N2、N3）ないし4つ（睡眠段階1、2、3、4）のノンレム睡眠です。ノンレム睡眠とはレム睡眠ではない、という意味です。

ノンレム睡眠には、浅いノンレム睡眠と深いノンレム睡眠とがあります。N1、N2あるいは睡眠段階の1および睡眠段階の2は浅いノンレム睡眠で、N3あるいは睡眠段階の3と4は深いノンレム睡眠です。浅いノンレム睡眠のうち、N1あるいは睡眠段階1ではR・E・Mではなく緩徐眼

球運動（Slow eye movement）がみられ、目が左右にゆっくりと動きます。起きているときに記録されていたアルファ波が少なくなってきます。ただここで起こしても、大多数のヒトは「まだ寝ていない」、と言います。でもN2あるいは睡眠段階2になってから起こすと、大多数の方が「寝ていた」と答えます。ただ浅いノンレム睡眠は浅い眠りですから、起こすことは簡単です。でも深いノンレム睡眠になると起こすことが大変です。深い大きな呼吸をしていて、見るからに「よく寝ている」という感じです。そして筋肉の力の入り具合は、浅い睡眠段階から深くなるにつれてだんだんと少なくなってきます。

次にレム睡眠ですが、このときには瞼の上から急速眼球運動をしていることがわかります。呼吸は不規則で、早くなったりちょっと止まったりもします。また手足や顔の筋肉がぴくぴく動いたりもします。そして筋肉の力の入り具合ですが、これはレム睡眠のときには全くなくなります。実はレム睡眠の最中には、脳から全身の筋肉に「動くな」という命令が出ているのです。レム睡眠が夢と関係していることをデメント博士が発見したと書きましたが、デメント博士によると、レム睡眠のときに起こすと80パーセント以上のヒトが夢を見ていたと報告しますが、ノンレム睡眠のときに起こした場合にはこの割合が低く、また夢内容に生彩が乏しいのだそうです。ですからもしもレム睡眠のときに脳から全身の筋肉に「動くな」という命令が出ていないと、夢の通りに身体が動いてしまいます。実際夢の通りに身体が動いて、壁をけったり、ベッドから駆け出したりしてけがをする病気が「レム睡眠行動異常症」として知られています。

眠りの周期は1時間半？

さてノンレム睡眠とレム睡眠とは一晩の中で交互に繰り返し現れます。若者ではほぼ成人と一緒で、一晩にそれぞれが3〜5回現れます。寝入りばなはまずノンレム睡眠になり、その後急に深くなります。そして90〜100分して最初のレム睡眠がごく短く、数分だけ現れます。レム睡眠の前後には浅いノンレム睡眠がよく現れます。その後またノンレム睡眠が続き、また90〜100分してレム睡眠が登場します。そして睡眠前半には深いノンレム睡眠が多く現れ、睡眠後半にレム睡眠が多く現れます。朝になり、目が覚める前のレム睡眠は20分以上続くこともあります。一晩の眠り全体の中でみると、レム睡眠は20〜25パーセントですが、赤ちゃんの頃にはこの割合が約50パーセントです。

一晩には浅いノンレム睡眠が何回も現れます。浅いノンレム睡眠は目を覚ましやすいので、一晩に数回目が覚めることはごくごく当たり前のことです。ただしそのことを朝になっても覚えているかどうかはわかりません。目が覚めたことを忘れてしまうのも普通ですが、多少覚えていることもおかしくはありません。夜中に目を覚ますというのはごくごくありふれた普通のことと覚えておいてください。またノンレム睡眠とレム睡眠とが繰り返し現れる周期は、いつも正確に90〜100分というわけではありません。平均するとその程度の時間になるという目安に過ぎません。

なお睡眠中枢と覚醒中枢とはお互いがお互いの働きを抑えることで覚醒と睡眠が同時には起きないような仕組みになっていることはすでに紹介しましたが、レム睡眠とノンレム睡眠とがどのよう

さまざまな眠り

ガ、ハチ、ゴキブリ、ハエでは、それぞれ特有な姿勢で周期的に静かで、周りの刺激への反応が悪くなること、すなわちおそらく眠りであろう状態があることがわかっています。イカではレム睡眠のときに身体の色が変化します。マグロのように泳ぎ続ける魚が寝るのかどうかはわかっていませんが、最近泳いでいる魚の脳波が測れるようになり、研究が進むことが期待されています。

原始的な鳥類であるダチョウは、ノンレム睡眠のときに目を開けています。レム睡眠になると閉じて、急速眼球運動が現れて、おそらくは首の筋肉の力が入らなくなっているのでしょう、長い首が揺れ、時には頭が地面に当たることもあります。鳥類や水生哺乳類（イルカやクジラ、マナティーなど）では脳の半分が寝て、もう半分は起きているといった器用な眠り方をします。このようなときには起きている脳と反対側の目を開けているのですが、最近ワニが片眼を開けて寝ていることが観察されました。ただ脳波はまだ記録されておらず、ワニが脳を半分ずつ眠らせているかどうかはまだ確認されていません。アザラシやアシカでは、陸上生活をしているときには両側の脳が同時に寝るのですが、水中生活時には脳を半分ずつだけ眠らせるのだそうです。また哺乳類の睡眠時間は肉食獣で長く、雑食獣が続き、草食獣では少なく、キリン・ゾウ・ウマは身体を地面に横たえたり、あるいは立ったまま首をたらして眠りますが、レム睡眠は地上に横たわったときにのみ表れるのだそうです。

動物はそれぞれの生きる環境に応じて色々と眠りに工夫をしているようです。

な仕組みで交互に出現するのかについては全くわかっていませんでした。ところが2015年10月に日本の研究者が、レム睡眠の量を調節する働きをもっている神経細胞を発見しました。そしてレム睡眠の量が変化することでその後のノンレム睡眠にも変化が起きることも発見したのです。睡眠に関する画期的な発見と言えるでしょう。

6　脳にも細胞にも時計がある

リズムを生み出す時計遺伝子

ヒトも含めて動物の脳には時計があります。時計は視交叉上核（図5、35ページ）にあります。ヒトでは目と目の間の奥にあたる場所で、左右に一対ある直径1〜2㎜の卵型の小さな部位で、片側に約1万個の細胞が集まっています。ここで約一日（24時間）のリズム、概日リズム（サーカディアンリズム）がつくられます。そしてここでつくられたリズム、つまりは時刻に関する情報がホルモンや神経を通して全身の細胞に伝わり、全身の組織ではこれらの細胞がお互いの連絡を取って、臓器、たとえば肝臓や心臓としてのさまざまな働きを一定の周期をもって規則正しく営むのです。

ではどのようにして概日リズムはつくられるのでしょうか？　ここにも面白いしくみがあります。言葉で言うと「自己制御型のフィードバック機構」が働いて、基本的なリズムがつくられるのですが、以下で説明します。

細胞の中を細胞質といい、細胞質の中には核とよばれる部分があり、その中に染色体があります。ヒトの染色体は46本です。染色体の決められた場所に特有の遺伝子があって、ある細胞の特徴となるようなたんぱく質を作ります。視交叉上核では時計に関わる遺伝子、つまりは時計遺伝子がいろいろなたんぱく質を作っています。そしてリズムのでき方をまとめると次のようになります。

①ピリオド遺伝子という時計遺伝子はピリオドたんぱくを作り、クライ遺伝子という時計遺伝子はクライたんぱくを作り、②作られたピリオドたんぱくとクライたんぱくは細胞質に貯まります。③細胞質に貯まったピリオドたんぱくはクライたんぱくと一緒になって細胞質から核の中に移動します。そして④ピリオド遺伝子およびクライ遺伝子に作用してそれぞれの遺伝子がピリオドたんぱくとクライたんぱくを作ることを抑えにかかります。⑤ピリオドたんぱくとクライたんぱくは一定の時間が来ると分解されます。すると⑥ピリオドたんぱくとクライたんぱくは減ります。その結果⑦（＝①）ピリオドたんぱくとクライたんぱくを作ることを抑えられていたピリオド遺伝子およびクライ遺伝子はまたピリオドたんぱくとクライたんぱくを作り始めます。②作られたピリオドたんぱくとクライたんぱくはまた細胞質に貯まります。そして③細胞質に貯まったピリオドたんぱくとクライたんぱくはまた一緒になって細胞質から核の中に移動します。……このようにみると細胞質内のピリオドたんぱくとクライたんぱくはある周期で増えたり減ったりすることになるわけで、これがリズムがつくられる基本的なしくみと言われています。

そしてこのリズムの周期が、大多数のヒトの場合24時間よりは少し長いこともわかっています。25時間、24・5時間、24・2時間等いろいろ言われていましたが、最近の研究では24時間10分ほどと言われています。そしてなぜか男性より女性、また白人よりもアフリカ系の人が短いことが報告されています。でも地球の一日は24時間です。たとえば24時間10分の周期だとすると、毎日わずか10分のズレですが、このズレをほうっておいたら6日でズレは1時間になります。身体の時計と地球時刻との間にズレが大きいと、体調が悪くなるのでした。だから毎日わずかですが、時間のズレを微調整しなければなりません。

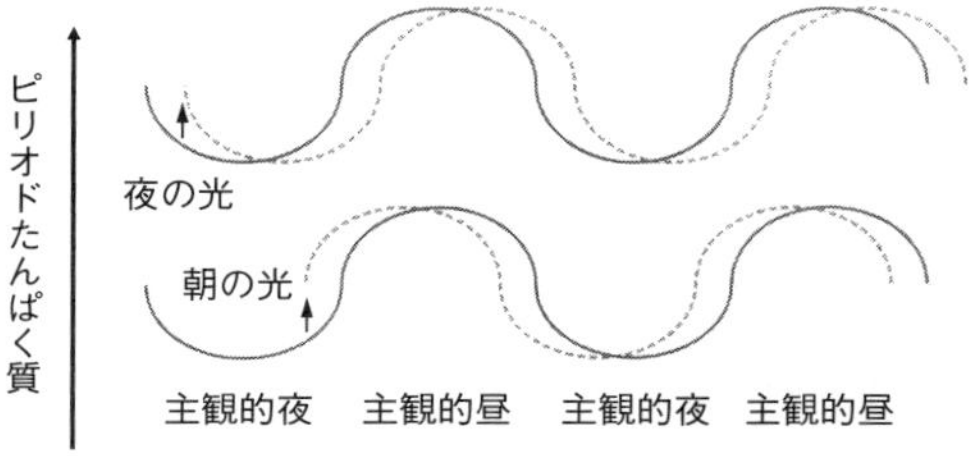

図6　視交叉上核への光刺激の時刻が、時計遺伝子産物レベルに与える影響（Rosenwasser AM & Turek FW, 2011 を一部改変）
朝の光で周期が短縮し、地球時間とのズレが解消されるが、夜の光で周期が延長する。

目から入った光で睡眠のリズムが変わる

この微調整に大切な役割を果たしているのが光です。実は光は目から入って、網膜にある特殊な細胞を刺激して、視交叉上核の時計遺伝子に働きかけをします。たとえばピリオド遺伝子に対しては、ピリオドたんぱくを作るように光は働きかけをします。そしてピリオドたんぱくは夜よりも昼間に多く作られていることがわかっています。そこで図6を見てください。この図はピリオドたんぱくの産生量の一日の中での変化です。ここで朝、つまり曲線が右肩上がりの部分で光をあてると（下の図）、産生量は↑のようになります（点線部分）。今度は夜の光についてです。夜には昼間よりも産生量は減るので、曲線が右肩下がりになっている部分が夜です。ここで光を当てて産生量を↑のように増やすと（上の図）、曲線全体は右側に移動したようになります（点線部分）。つまり朝の光でリズムは左に移動し、夜の光でリズムは右に移動したことになります。左側への移動ということはリズムが前進したことになり、右側への移動はリズムが後退したことになります。

ヒトの概日リズムは24時間よりも若干長いので、たとえば24時間10分ならば地球時刻に合わせるには、リズムを10分早める、つまりは前進させなければなりません。だから朝の光を浴びる必要があるのです。さらに言えば、夜の光を浴びてしまうと、身体の時計と地球時刻との間にもともとあるズレがさらに大きくなってしまいます。そこで夜の光を浴びてはまずいのです。もちろん夜の光を浴びてもまた朝の光を浴びれば、リズムのズレは小さくなるかもしれませんが、夜も起きていて、朝も早くから起きると睡眠時間が短くなります。寝不足の問題点はすでに紹介しました。昼行性の動物であるヒトは、朝日を浴び、夜は暗い場所で休むことが大切なのです。

睡眠表からわかること

今度は図7をみましょう。睡眠表です。まず左の睡眠表ですが、一日が1行で、寝たところに

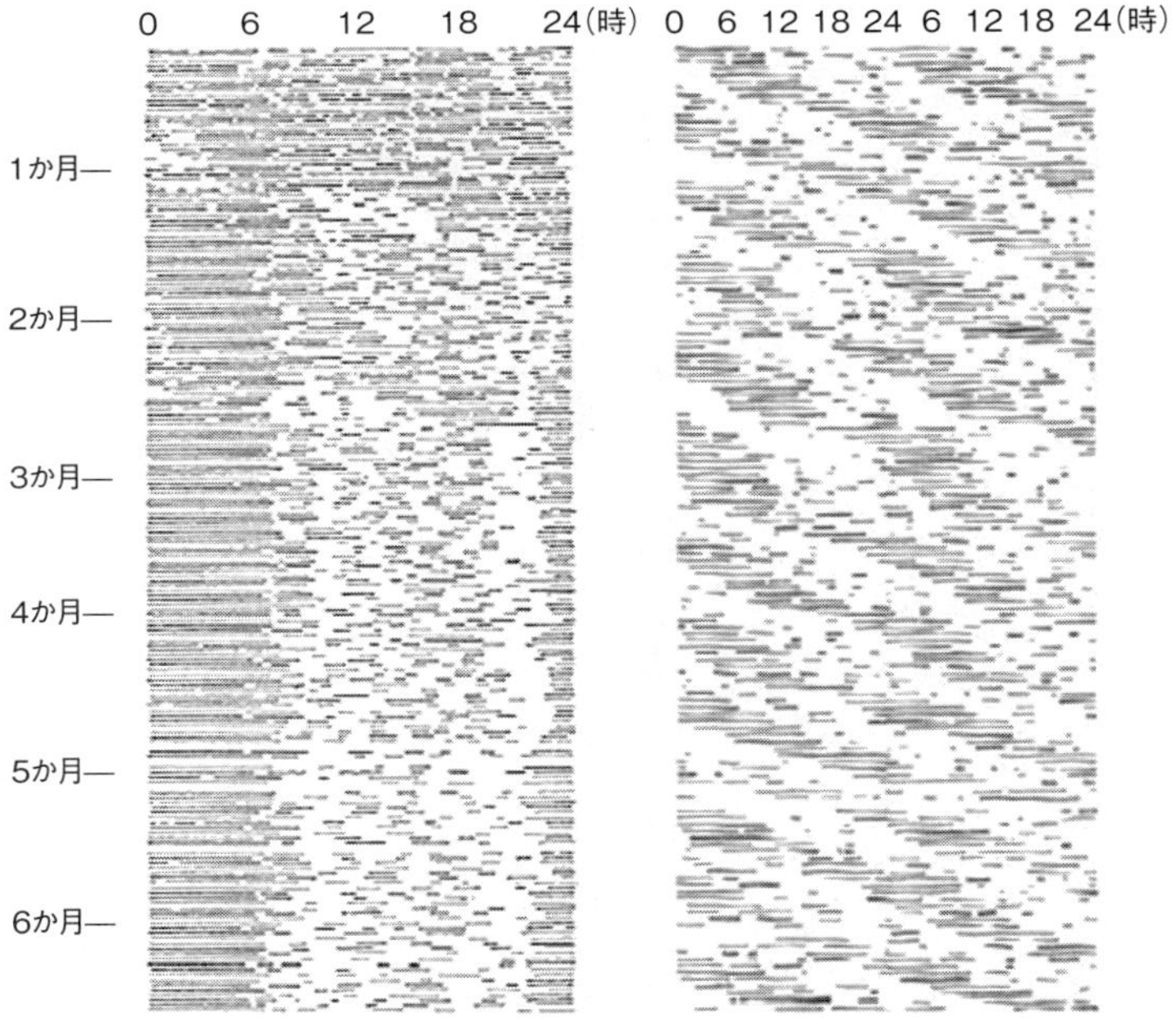

図7　健常乳児（左）と、生まれながらに視覚に障害のある方（右）の睡眠表（左：瀬川, 1987. 右：瀬川, 1985）

線を引いてつくりました。横軸には0、6、12、18、24とありますが、夜中の0時、朝の6時、昼の12時、午後の6時、そして24時、つまりは夜中の0時です。この睡眠表は赤ちゃんが生まれたあるご家庭にお願いして、赤ちゃんが寝たと思ったときに線を引いてもらった結果です。特別な道具は使っていません。赤ちゃんが生まれた直後から6か月過ぎまで記録してもらいました。生まれたばかりの赤ちゃんは、3、4時間寝ては授乳され、また寝る、という繰り返しで、一日24時間と関係したはっきりした周期は見てとれません。でも生後3、4か月以降になると、朝起きる時刻と夜寝る時刻が一定してきます。

面白いのが2~3か月のあたりで、線のまとまりが右下に流れているように見てとれるかと思います。これが「フリーラン」と言われる現象です。これは脳にある時計（生体時計）と地球時刻との間にズレがあるために起きる現象であることがわかっています。そしてその意味は、生体時計がその周期に従ってフリー（自由）にラン（活動）している、という意味です。先ほど触れたように、大多数のヒトの概日リズムの周期は24時間よりもわずかに長いのでした。そして朝に光を浴びることで、このズレを戻しているのでした。

たとえば私が、外の光が入ってこない、完全な遮光状態に閉じ込められたとします。明かりは薄暗くして、時計も外します。そこで生活すると、私は地球が24時間で動いていることを知ることができなくなります。すると、私は自分の脳の中にある時計にしたがって、たとえば周期24時間10分の生活を始めるしかなくなります。そんな私を、どこかにマジックミラーをつくって観察するとします。観察している方は周期24時間の地球時刻で暮らしながら私を見ているわけです。そして私は24時間10分の周期で暮らしています。すると観察している方の目には、私の生活時間帯が毎日10分ずつ遅くずれていくことが見てとれることになります。これがフリーランです。

最近、脳にある時計の周期が24時間よりも短い家系が見つかっています。たとえば23・5時間です。この家系には時計遺伝子に異常があって、脳にある時計の周期が24時間よりも短くなっているのですが、遺伝子の異常は遺伝するので、そのような家系の家族にもそうなっている方が多いこと

なぜ24時間10分

脳の視交叉上核にある時計の周期ですが、なぜ24時間ぴったりでないのでしょう。不思議です。以前は周期25時間と言われていましたが、最近の厳密な研究では平均すると24時間10分ほどではないかと考えられています。女性やアフリカ系の方のほうが短いというデータもあります。ラットやハムスターの周期も24時間よりは長いのですが、マウスの中には周期が24時間よりも短い種類もあるそうです。

なぜぴったり24時間でないのかは、今そうなっていることしかわからないので何とも言えませんが、想像としては、もしぴったり24時間の生物がいたら、何らかの原因で周期が乱れた場合、うまく慣れることができずに生き残れなかったのではないか、毎日多少とも微調整をしていることが、その生物が生き延びるのに有利であったのではないか、と想像しています。時計の周期が24時間に固定されていると、思わぬさまざまな状況に身体が対応できなくなってしまうので、順応するためには24時間ぴったりでないほうが有利、という想像です。また日の出日の入りが一定時刻ではなく、太陽の出ている時間が24時間周期ではないことも、関係しているかもしれません。正解はないので、想像力豊かにいろいろな可能性をぜひ想像してみてください。

になります。そしてこの家系の家族は早起き早寝の方が多いこともわかっています。

このような、脳にある時計の周期が24時間より短い方を先ほどの私と同じように閉じ込め、睡眠表を書いたらどうなるでしょうか。24時間よりも周期が長い場合には、横軸を24時間にした睡眠表では、線のまとまりが右下に流れているように見てとれます。そして周期が24時間よりも短い場合は、右下ではなく左下に流れているように見てとれるはずです。ただ、現実には、私はフリーランしていません。

それは、先ほど説明したように、毎日朝の光を浴びることで、私が自分の脳の時計の周期を短くして地球時間に合わせる作業をしているからです。

さて、以上のことを知ったうえで図7の左を再度見てみましょう。生まれたばかりの赤ちゃんは、まだ脳の時計がうまく動いていません。やがて時計は動き出したけれども、朝の光を使って時計の周期を短くする、同調、あるいはリセットすることができず、フリーランしてしまっています。それが生後3、4か月になると同調、あるいはリセットができるようになって、朝起きる時刻と夜眠る時刻が一定してくる。こういう変化を見ていることになります。ただ赤ちゃんはみんな必ずフリーランするわけではありません。生後1か月くらいから同調できる赤ちゃんもいます。

今度は図7の右です。こちらの睡眠表の1行は2日間になっています。そして1行目にはたとえば1月12日と1月13日の記録をします。その次の行には1月14日と1月15日ではなくて、1月13日と1月14日の記録をつけています。こうすると変化がわかりやすくなります。そしてこの睡眠表ではフリーランが続いているように見えます。実はこの睡眠表は生まれながらにして目の不自由な方の記録です。この方は目が不自由であるために光刺激が脳に入らないのです。すると、このようにフリーランが続いてしまう場合があることがわかっています。こういったことからも、光が生活リズムを整えるうえで重要だということを感じてもらえればと思います。

7　光は脳に影響大

体温のリズムと光

前の章では脳の時計に光の影響が大きいことがわかりましたが、光の大切さをより詳しくみます。

朝の光が大切で、夜の光を浴びてはまずい、と説明しましたが、これには追加の説明が必要です。先ほどから「朝の光」が大切と言っていますが、これは正確に言うと「最低体温を記録したあとの光」です。最低体温を記録したあとの数時間の光が生体時計の周期を短くするのです。朝起きて夜寝るという昼行性の生活を送っている人ならば、通常朝に体温は最低になります。そして体温は次第に上がり、午後から夕方にかけて最高体温となり、体温が下がり始めると眠くなります。赤ちゃんの手足がポカポカしてくると、「赤ちゃんが眠くなってきた」とお父さんお母さんは経験的に思います。これは、赤ちゃんの体温が最高体温に達したあと、体温を下げるために、手足の血管を拡げて熱を放散させているので「手足がポカポカ」するからです。「手足がポカポカ」で体温が下がり始めたときに赤ちゃんは眠くなっているのです。無論これは赤ちゃんのみに当てはまることではなく、大人にも若者にも当てはまります。ちょっとわき道にそれましたが、だから通常は最低体温になるのは朝なので、「最低体温を記録したあとの光」＝「朝の光」となるのです。

ところが昼夜逆転している人の場合には、体温のリズムが乱れ、最低体温が朝に記録されないことも珍しくはありません。そのようなときに、光で脳の時計の周期を動かそうとするならば、体温を一日のうちで何回か測って、最低体温の時間帯を確認してから光をあてる時間と効果とを検討する必要があります。確認ですが「夜の光」＝「最低体温を記録する前の光」は脳の時計の周期を伸ばします。

昼の光と夜の光――メラトニンへの異なる効果が

次は光とメラトニンとの関係です。メラトニンとは、朝目が覚めて14〜16時間後に暗いと松果体という脳の中の場所から出てくる物質で、眠気をもたらし、酸素の毒性から細胞を守ります。このメラトニンですが、夜でも明るいと出てこなくなります。逆に面白いことに昼間に光を浴びると、夜になってメラトニンが松果体から多量に出てくるのです。昼は暗い場所で、夜は明るい場所で過ごすと、眠気をもたらすメラトニンの出が悪くなって眠りにくくなるのです。

夜のブルーライトはなぜ危険か

次にブルーライトです。ブルーライトとは、何も特別な光ではなく、波長が380〜495nm（ナノメートル）で青色に見える光のことです。青色LED（発光ダイオード）の発明で日本人3人が2014年にノーベル物理学賞を受賞しましたが、この青色LEDを用いた照明はテレビやパソコン、ゲーム機器、携帯電話やスマートフォンのディスプレイに広く使われています。そして知ってもらいたいのは、青色は脳の時計に一番影響を与える色だということです。ですから朝に、いや最低体温のあとに、青空のもとで太陽の光を浴びるのは脳の時計の周期を短くして地球時刻とのズレを解消するのに大変効果があるのですが、夜にさまざまなディスプレイを眺めるというのは、脳の時計の周期を伸ばすわけで問題が多いのです。また夜に浴びる青色の光は、朝目覚めたあと14～16時間して暗くなると分泌され眠気をもたらす作用のあるメラトニンの分泌を抑える作用が最も大きな色でもあるのです。さらに青色には目を覚まさせる効果もあって、徹夜でさまざまなモニターの監視をしなければならない場所など、眠くなりにくくしておく必要のある場所には青色の光を含んだ照明が使われています。逆に夕焼けの色、茜色にはリラックスさせて気持ちを落ち着かせる働きがあります。家庭の照明には青色はなるべく避けた方がいいということになります。

なおアップル社は次期新製品で、夜間になると画面の色合いをブルーライトとは異なる暖色系（夕焼け色）に変え、朝になるとまたブルーライト系に戻すという機能搭載を考えているといいます。この機能は夜間のブルーライト暴露による覚醒、体内時計、メラトニンへの影響を減らす可能性はありますが、画面が提供する内容による興奮や交感神経刺激の悪影響は依然残ることには注意が必要です。

光の脳への影響の最後に、睡眠時間の季節変動について説明します。ドイツで、5万5000人の睡眠時間を2年間にわたって調べた結果が発表されています。睡眠時間は季節によって変化し、ヒトの場合、夏には冬に比べて約20分睡眠時間が減ることがわかりました。また先に紹介したまだ開発の及んでいない地域（アフリカと南米）３か所の方の睡眠時間は、冬には夏よりも約1時間長くなっていました。これらは日照の影響であろうと言われていて、光の脳への影響の一つでしょう。なお当然ですが、夏は早起きで冬は朝寝坊になります。

ふだんあまり意識しない光ですが、このように私たちの脳にけっこう直接に大きな影響を与えているのです。

8　食事がリズムをつくる――「腹時計」のメカニズム

生活リズムを整えるうえで規則正しい食事が大切なことは、経験論からこれまでもよく言われています。学校で行われている早寝早起き朝ごはん運動でも、食事、とくに朝食の重要性が言われます。そして朝食を食べているほうが成績がいいとか、夜寝ているあいだは絶食しているので、エネルギーは朝になったら補給しなければならないから、という説明を聞いたことがあるでしょう。そして朝食は、英語ではbreakfast，つまりfast＝絶食をbreak＝破る、続けると絶食を打ち破るのが朝食ということがはっきりとわかります。ただどうして朝食や規則的な食事が大切か、ということになると、きちんとした説明はされていなかったのではないかと思います。最近になって食事が生活リズムを整えるうえで重要で、かつ朝食が大切ということもわかり始めてきています。

ヒトでも毎日同じ時刻に食事をしていると、その時刻が近づいてくるとおなかがすきます。腹

なぜ朝ごはんが大切なのか？

　これまででわかっているのは、朝食をきちんと食べるほうが生活リズムが整いやすいこと、朝食をとることは肥満防止になることでした。でもなぜそうなんでしょうか？　これも正解はありません。想像を逞しくして考えてください。私の想像を紹介します。

　昔のヒトは狩りをして収穫があると我先にと空腹を満たし、そして寝ます。空腹になるとまた狩りに出かけました。そのうちに獲物を全部食べてしまうのではなく、少し残しておいて、目が覚めたあとに、これを食べてから狩りに出かけると獲物がたくさんとれたのではないでしょうか。つまり食物を残しておかずに空腹で狩りに行った人間はうまく狩りができずに生き残れず、食物を朝食として残しておき、これを食べて生活リズムを整えて狩りに出かけたものが、狩りの成功率も高く生き残った、という想像です。

時計ですが、その実態がわかり始めてきています。ラットやマウスは夜行性で、ふつうは昼間には行動しません。だから昼間にはえさも食べません。普通えさは活動している夜にだけ食べます。ところが実験室で飼育している夜行性のラットやマウスに、わざとえさを夜には与えないで昼間にのみ与えるようにすると、普通なら寝ているはずの昼間であっても、えさが出る時刻が近づいてくると、えささがしを始めるのです。食事の時間が近くなるにつれて、ラットやマウスが昼なのに活動するのです。一種の腹時計です。そしてこの食事によって決められる生活リズムは、これまで説明してきた脳の時計、つまりは視交叉上核とは違うところでつくられているらしいことが最近わかってきました。

　さらに朝食についてですが、マウスの実験では朝食に相当する、食事前の絶食時間が長いほうの食事をある程度の量とることが、時計遺伝子に対する影響が大きいのです。つまりは朝食をきちんと食べるほうが生活リズムが整いやすい、と言えそうなのです。また朝食をとることは肥満防止になること、夜食は時計遺伝子を狂わせる可能性も言われています。食事、とくに朝食は大切にしてください。

9　睡眠に関連した物質

成長ホルモン——なぜか誤解が多い理由

成長ホルモンは新陳代謝を促す物質で、思春期にたくさん分泌されます。名前が「成長」ホルモンですから、「成長」が大切な子どもにだけ重要な物質と誤解を受けがちです。でも成長ホルモンには抗加齢作用もあります。だから成長ホルモンは大人にも大切です。

また「成長ホルモンは寝入って最初の深い眠りに一致して多量に分泌」されます。もちろん時刻によって分泌が決められているわけではありません。寝る時刻が早まっても、遅くなっても「成長ホルモンは寝入って最初の深い眠りに一致して多量に分泌」され、寝る時刻によって分泌される量が変わるわけではないのです。

でもよく「成長ホルモンは○～○時に最も多く分泌される」と誤解されます。なぜこのような誤解が生まれたのでしょうか。あくまで推測ですが、１９８３年に発行された「Biological rhythms and medicine（生体リズムと医療）（Reinberg & Smolensky）」という本のせいではないかと私は推測しています。この本は身体におきるさまざまな事柄が、時刻に大いに影響されていることをまとめた重要な本です。たとえば脳梗塞は明け方に多く、心筋梗塞は午前中に多い、といったことが、身体の中のホルモン等の時間による変化の影響で説明できることがその本に書かれているのです。その中に、24時間を円グラフにして、何時頃に身体の中でどのようなことが起きるのか、を示した図があります。そこに「午前1～3時血中成長ホルモン最高」とあるのです。ただしこの記載は今となっては正確とは言えません。「成長ホルモンは寝入って最初の深い眠りに一致して多量に分泌されて、「成長ホルモンが○～○時に最も多く分泌されること」はありません。ですから何時に寝ても、睡眠時間が短くても、成長ホルモンの分泌には影響がないことになります。ただし夜ふかしや寝不足では身体の具合が悪くなります。夜ふかしや寝不足のときに成長ホルモンが本来あるべきような働きを発揮できるかどうかはわかりません。なお夜食をとると成長ホルモンの分泌が抑えられてしまうことは知っておきたいですね。

睡眠物質――自然な眠りをもたらすさまざまな物質

眠気が強くなった動物の体内に貯まって自然な眠りをもたらす物質が「睡眠物質」と考えられています。20世紀初めに、名古屋大学の石森博士が世界に先駆けて「睡眠物質」に関する研究を行いました。眠らせないでおいた犬の脳の成分を別の犬に注射することで、その犬が寝ることを証明したのです。同じ頃、フランスのグループは同じような実験を犬の脳脊髄液で行っています。ただしこれらの物質の成分はわかりませんでした。その後、スイスの研究グループが眠らせたウサギの血液中からデルタ睡眠誘発ペプチドを発見しました。日本では井上博士のグループが、ラットから取り出したウリジンと酸化型グルタチオンに睡眠促進の働きがあることを発見し、また日本の早石教授のグループは、プロスタグランジンD2という物質が睡眠物質であることを証明しています。プロスタグランジンD2は前脳基底部という場所の脳を包んでいるクモ膜に働いて、アデノシンという物質の濃度を高め、それがアデノシンA2A受容体をもっている神経細胞を興奮させ、その結果睡眠中枢の働きが高まると考えられています。なおプロスタグランジンD2がアフリカ睡眠病（ツェツェバエによって媒介されるトリパノソーマ原虫の感染が原因）の患者さんで増えていることがわかっています。

ここで紹介しただけでもいくつかの「睡眠物質」がありました。これら以外にも、これまでに多くの睡眠物質が証明されています。つまり睡眠物質はひとつだけではないことがわかってきた、ということになります。昔はひとつの睡眠物質のせいで動物が寝たり起きたりするのではないか、と考えていたのかもしれませんが、眠りとはそれほど単純ではない、ということがわかってきたのです。なお睡眠中枢の神経細胞はギャバやガラニンという神経伝達物質をもっていて、これらの物質を脳の他の場所に作用させていましたが、これらの物質は脳の他の場所にもあって、眠り以外の働きにも関係しています。だからギャバやガラニンを睡眠物質とはよびません。ギャバやガラニンは神経伝達物質の一つですが、神経伝達物質とは神経と神経との情報の伝達を担っている物質のことです。

神経と神経との情報の伝達の場のひとつに、シナプスという狭い隙間があります。一つの神経の枝の先が、シナプスを挟んで次の神経のごく近くに伸びています。シナプスの隙間は数万分の一㎜程度のごくごく狭い隙間です。シナプス前の神経細胞では神経伝達物質が作られて、シナプス前神経が活動すると神経伝達物質がシナプスに放出されます。シナプスに放出された神経伝達物質は、シナプス後の神経細胞のシナプスに面した場所にあるそれぞれの神経伝達物質に特有な受容体にくっついて、シナプス後の神経細胞の活動を高めたり、低めたりすることで、シナプス前の神経細胞からシナプス後の神経細胞に情報が伝わることになります。ひとつの神経細胞は他の神経細胞に1000から1万のシナプスを作って情報を伝えるとされていますし、人の脳には1000〜2000億個の神経細胞があると言われています。ものすごい数のシナプスがあることが想像できます。またシナプスは生まれてからも、とくに3歳ころまでにはどんどん作られていることがわかっています。なお神経伝達物質には他にもグルタメートとかアセチルコリンとかセロトニンとかいろいろありますが、神経は寝ているときにも起きているときにもどこかでは必ず働いているので、睡眠物質のようなよび方（睡眠神経伝達物質）をすることはできません。

カフェイン――コーヒーは昼寝の前に

カフェインには眠気覚ましの効果があることは有名です。カフェインはアデノシンＡ２Ａ受容体（58ページ参照）を塞ぐことでアデノシンＡ２Ａ受容体をもっている神経細胞の興奮を抑え、睡眠中枢の働きが高まらないようにすることで目を覚まさせると考えられています。なおカフェインは覚醒中枢のヒスタミンをもっている神経細胞を興奮させることでも目を覚まさせる働きを発揮するようです。ですからカフェインを摂取すると眠りにくくなります。カフェインはお茶、コーヒー、紅茶、ココアやチョコレートに多く含まれていますが、エナジードリンクにも多量に入っています。

なお、ヒトはなぜか4時と14時ころには眠くなるのでした。そして短時間（15分程度）の昼寝はその後の心身の働きを高めます。カフェインを昼寝の前にとると、カフェインが吸収されて効果を現わすのが15～30分後ですので、昼寝からの目覚めがすっきりすることが期待できます。カフェインにもいろいろな使い方があるのです。

ニコチンとアルコール――飲酒はなぜ眠りの質を下げるのか

煙草の成分のニコチンには強い依存性（なかなかやめられなくなる性質）とともに覚醒作用（目を覚まさせる働き）があります。煙草は肺や呼吸の働きに悪い影響を及ぼすことは言うまでもありません。またアルコールは脳を麻痺させるので寝つきはよくしますが、アルコールの濃度が下がると（酔いがさめると）、脳の麻痺がとれて眠りが浅くなり、また尿量も増やすので、目が覚めやすくなります。ニコチンやアルコールは眠りを妨げる方向に働きます。

メラトニン――睡眠時間と性的成熟の関係

メラトニンは、朝目が覚めて14〜16時間後に暗いと脳の中の松果体から出てくる物質です。眠気をもたらし、酸素の毒性から細胞を守る物質であること、そして夜でも明るいと松果体から出てこなくなること、また昼間に光を浴びると、夜になって松果体から多量に出てくることはすでに説明しました（52ページ参照）。ここではメラトニンに性的成熟を抑える働きがあること、メラトニンの量は思春期になると減ることを紹介します。

思春期になると、性的成熟を抑える働きのあるメラトニンの量が減るので、二次性徴が始まります。そして睡眠時間が短いことと、朝食を食べないことが、初潮年齢の早いことと関係していることがわかっているのですが、このことにメラトニンが関わっている可能性が考えられています。朝食を食べる余裕がなく睡眠時間が短いということは夜ふかしであるわけで、夜ふかしでは夜に光を浴びる時間が長くなり、メラトニンの分泌が悪くなるので、性的成熟を抑える働きが少なくなって初潮年齢が早まる、という推測です。またメラトニンは一生のうちで1〜3歳ころに一番多量に分泌されるので、私は「1〜3歳の子どもたちはメラトニンシャワーを浴びて育つ」と表現しています。さらにもうひとつ、メラトニンには抗がん作用もあります。詳しくは病気の項、交代勤務症のところで述べます。

セロトニン――大切なのはリズミカルな筋肉運動

セロトニンは神経伝達物質の一つで、脳内の神経活動の微妙なバランスを保つ作用があります。ですからセロトニンの働きが悪くなると精神的に不安定になります。気持ちが沈みこんでしまううつ病の薬（抗うつ剤）の多くは、セロトニンの働きを高める働きがあります。ではセロトニンの働きを高めるには抗うつ剤を飲まなければならないかというとそうではなく、リズミカルな筋肉運動（手を振って歩く、しっかりと噛んで食べる、深呼吸をする）でもセロトニンの働きは高まります。運動して気分がいいと感じるときには、セロトニンがたくさん出ていると考えられます。朝や昼間に光を浴びることでもセロトニンの働きは高まります。そして起きている間の充分な活動が、いい眠りをもたらします。

また脳内のセロトニン濃度が低いときには、脳内の短期の報酬予測回路がより強く活動し、セロトニン濃度が高くなってはじめて、長期の報酬予測回路がより強く活動することもわかっています。脳内のセロトニン濃度が低いときには、長期的な展望をもつことが難しく、衝動的で、短期的な結果のみに着目した選択をしがちだというわけです。

オキシトシン――注目される癒し効果

オキシトシンは分娩の際の子宮収縮や産後の乳汁分泌に関わる女性特有の物質として発見されたのですが、最近では女性のみならず男性においても、癒し効果が注目されています。ストレスをコントロールするときや他の人とよい関係を結ぶときなどの大切な働きをしていると考えられています。ゴリラでの観察ですが、尿中のオキシトシンは、社会的絆の強いものどうしで毛づくろい（グルーミング）を行ったあとに、絆の強くない仲間との毛づくろいや、食事や休息時に比べて、増えることが報告されています。

またオキシトシンがだっこやおんぶあるいはトントンと身体を軽く叩いてあげることで高まるのではないかと指摘する研究者もいます。昔から当たり前にやっていた赤ちゃんへのごく普通の接触が、ストレスを和らげたり、人間関係の改善にも影響を与えるようです。なおオキシトシンにはセロトニンの分泌を高める働きもあるようです。

10　研究最前線から——寝不足の脳と寝ているときの脳

身体は起きているのに脳は寝ている？

ラットを寝かせないで、寝不足のラットを作ります。ラットの頭は小さいですが、その小さな頭からたくさんの脳波を記録します。脳波を細かく記録して調べると、一見起きているように見えるラットも、脳のある部分では「深いノンレム睡眠のときに現れる波」が出ていることがわかりました。起きているように見える寝不足のラットでは、脳の一部が寝ていることがわかったというわけです。そしてこのような寝不足のラットを餌探しの迷路に入れると、なかなかうまく餌を探すことができないのだそうです。寝不足では失敗が多くなるわけで、図1（20ページ）と同じような結果です。

左手の固定実験

今度はヒトの実験ですが、左手を動かさないでいると、その動きや感覚に関係する脳の部分の働きが悪くなり、その部分が寝なくなる、という実験です。詳しく紹介しましょう。若い男性に朝研究室に来てもらい、左手を目標に向かって伸ばす運動、脳内の左右の手を動かすことに関係している部分を磁気で刺激する検査、そして左右の手を刺激してその刺激がもたらす脳の感覚に関連する反応を見る検査の3つを行います。その後左手をしっかりとアームスリングという道具で固定、帰宅していただき日常生活を送ってもらいます。そして夜にまた研究室に来てもらい、12時間の左手の固定後に、朝と同じ3つの検査をします。その夜は研究室で眠ってもらい睡眠を詳しくチェックします。そして、翌朝にまた同じ3つの検査をします。さらにこの一連の検査の1週間前または後に、左手を固定しない状態で同じような検査をします。

その結果わかったのは、左手を動かさなくすると、①左手を目標に向かって伸ばす動きの道筋の面積が増える（動きの道程が一定しない）、②脳の刺激で左腕に生じる反応が、右腕に生じる反応に比べて小さくなる、③左手の刺激で左腕の感覚に関係する右脳に生じる反応が、右手を刺激して右腕の感覚に関係する左脳に生じる反応よりも遅く、小さくなる、④左腕の動きや感覚に関係する脳の部分に「深いノンレム睡眠のときに現れる波」の量が少ない、の4つでした。つまり手を動かさないでいると、その手の動きや感覚に関係する脳の働きが悪くなり、その部分が深く眠ることもしなくなった、というわけです。なお昼間にも手を固定しない実験のときですが、寝る前とあとと比べると、寝たあとには程度は少ないのですが、目標に向かって伸ばす動きの道筋の面積が寝る前よりも増える（動きの道程が一定しない）のだそうです。寝ている間には手を動かすことが少ないことを反映しているのでしょう。

「深いノンレム睡眠のときに現れる波」と記憶の関係

では寝ているときの脳で何が起きているかですが、脳のある部分のみを使う作業をしてもらったあとの眠りでは、その部分に「深いノンレム睡眠のときに現れる波」が増えるのです。つまり脳のある部分をたくさん使うとその部分がよく寝る、というわけです。

別の実験です。被験者に、複雑な画像を素早く識別する訓練をしてもらい、脳の特定の場所が活動するのをまず確認します。その後、脳の血流を細かく測定できる機械の中で眠っていただきました。すると脳内のその場所の局所の血流がノンレム睡眠中に増していたのです。そして訓練をしていない場合は、その部位の血流は増えませんでした。また同じ訓練を寝たあとにすると正答率が上がり反応性が早くなったのですが、寝ない場合には正答率は上がらず反応性も寝た場合より悪くなっていました。つまり、学習に関連した脳局所の血流が睡眠中に上昇し、その部位が活動して、学習成果を固定化している可能性が考えられるのです。

そしてさきほどから何度も出てきている「深いノンレム睡眠のときに現れる波」はどうも記憶との関わりもありそうなことがわかってきています。ではどのようにして眠りが記憶に影響するのでしょう。マウスを訓練すると、その習熟度に応じて脳の神経細胞のシナプスの数と関連するらしい「棘（きょく）」が脳の神経細胞で増えるのですが、訓練後に寝かせないようにすると、訓練で増えた棘が減ってしまうのだそうです。棘が増えること、つまりシナプスが増えること、つまりは神経細胞どうしの結びつきが増えることが記憶と関係するのかもしれません。

自分に合った生活リズムをつかむために

なおヒトの脳の時計の周期は各自微妙に違います。周期が24時間に近い人は地球での暮らしが楽かもしれませんし、24時間よりも周期が長いと夜ふかし朝寝坊になりがちで、24時間よりも短いと早寝早起きになりがちなのかもしれません。一人一人の時計の周期を簡単に測ることができるようになる技術が実用化に近づいています。これが実用化されると、その方にあった生活リズムをもっと具体的に提案できるかもしれません。なお夜型や朝型の生活をしていると、その影響でヒトの時計の周期が変わるのか、ということは知りたいことですが、まだわかっていません。

11　眠り・リズムに関連した病気

眠りに関連する病気は現在大きく7つに分けられ、その中に68の病名があります。ここでは若者に関連が多いであろう病気を簡単に紹介します。気になる状態があれば、まずはかかりつけの先生に相談してください。そのうえで必要なら専門の先生を紹介していただけるはずです。

不眠症群

眠れないのが不眠症ですが、症状としては寝つきが悪い、夜中に目が覚める、朝早く目が覚める、の3つに分かれます。このような症状が週3回以上3か月以上続くと慢性不眠症と診断します。疲れ、注意力や集中力の低下、学業成績不良や仕事上での失敗、いらいら、日中の眠気、意欲の低下、怒りっぽくなるなどが症状です。不眠の症状が慢性不眠症ほど長期間ではない場合には、短期間の不眠症と診断されます。この場合は転校、転職、試験、親しい方との別離など、大きなショックや辛いことといったきっかけがわかる場合が多いようです。このような経験は多かれ少なかれどなたにもあるのではないでしょうか。最近の研究では、眠れないと記憶の固定が悪くなるので、大きなショックや辛いことがあった場合の不眠は、それら嫌なことを覚えないための自己防衛反応と前向きにとらえる考え方もあります。なお寝不足の問題点については19ページを見直してください。

若者の場合の不眠（夜眠れない）の原因には、冒頭に紹介した例からもわかるように、過剰なメディア接触（テレビ、ビデオ、パソコン、携帯電話、スマホ、タブレット等）、塾を含む過度の課外活動等も挙がります。これらに夜遅くまで関わることで、夜になっても光を浴びてしまい、その結果眠りをもたらすメラトニンの分泌が抑えられます。夜になって浴びる光は脳の時計をさらに遅らせ、夜ふかしと朝寝坊をさらに進めます。夜に浴びる光がブルーライトであれば、余計に目が覚まさせられます。メディア、塾等の課外活動の内容は脳を興奮させ、交感神経活動を活発にし、これも眠りを妨げます。

睡眠時無呼吸症候群

眠っているあいだに呼吸が止まる病気です。閉塞性と言われるタイプが多いので、このタイプについて説明します。

鼻や口から吸い込まれた空気は、空気の通り道である気道を通って肺に入ります。気道は気管から下の肺に至る下気道と、鼻や口から気管の手前までの上気道とに分かれます。気管の周りは軟骨で囲まれているので、下気道は土管のようなしっかりとしたつくりになっています。ところが上気道の周りの壁は軟らかい組織でできています。そしてこの軟らかい組織は風邪などの感染や、アレルギーですぐに腫れますし、太ると上気道の周りには脂肪が溜まります。つまり上気道の壁は厚くなりやすいので、結局上気道は狭くなりやすいのです。狭くなった上気道で、狭くなる前と同じ量の空気を吸いこもうとすると空気の流れが速くなり、このとき壁が震え、いびきとなります。たとえばストローを思い切り吸い込むとストローの壁が凹んでストローが閉じます。同じ理屈で、狭い上気道で思い切り息を吸い込むと上気道が凹んで閉じてしまいます。こうなると呼吸ができなくなります。これが閉塞性睡眠時無呼吸症候群です。

扁桃腺が大きくても上気道は狭くなりますし、上気道は顎の中にありますから、顎が小さくても上気道は狭くなります。ほうっておくと毎晩酸素不足になりますし、よく眠れず寝不足になります。自分ではわからないうちに息苦しくて毎晩何回も目覚めさせられていると、そのたびに寝ているあいだには休んでいなければならない交感神経が刺激されて、高血圧や糖尿病を引き起こすような変化が起きます。この状態をほうっておくと、心筋梗塞や脳血管障害の危険が高まることがわかってきています。

多い症状はいびきと昼間の眠気ですが、無呼吸の程度は寝ているあいだの眠りと呼吸を検査して調べます。無呼吸がひどいと治療を考えます。治療は扁桃腺が大きければ耳鼻咽喉科で扁桃腺を取りますし、そうでない場合には、寝ているあいだに鼻に当てたマスクから空気を絶えず流して上気道が凹まないようにするシーパップという対症療法をすることになります。呼吸器科、耳鼻咽喉科、睡眠センター等で対応しています。寝ているあいだにマウスピースをして上気道を広くする方法もあります。この場合は歯科あるいは口腔外科に相談してください。中年以上の肥満の男性に多いことは確かですが、思春期以降では男性に多く、若者でも対応が必要な場合はあります。また肥満と眠気がある場合には、若者であってもこの病気があるかどうかを確認する必要があります。

なお無呼吸がすべて異常というわけではありません。夢を見ていると言われているレム睡眠のときには呼吸が速くなったり遅くなったりし、無呼吸になることも珍しくはありません。また寝入りばなやため息のあとには、ごく自然に無呼吸になります。寝入りばなの無呼吸は、寝入ることでおそらくは身体が必要とする酸素が減るので、呼吸をしろという命令が、起きているときよりも二酸化炭素が多くなるまで出なくなるためと考えられています。またため息をしても二酸化炭素が減るので、二酸化炭素が溜まるまでしばらくは呼吸をしろ、という命令が出ないため、ため息のあとも無呼吸になります。

過眠症群

眠くなってしまう病気です。ここではナルコレプシーと睡眠不足症候群の2つを説明します。

ナルコレプシー　どうしようもない眠気の発作に悩まされる病気で、Dさんを紹介しました。通常ではとても寝てしまうことが考えられない状況、たとえば試験中、発表や自転車をこいでいる最中などでも寝てしまいます。大笑いしたときやうれしいときに全身の力が抜けてしまうこともあります。またナルコレプシーでは、寝入りばなにレム睡眠になることが多いことも知られています。覚醒中枢Lの神経細胞がもっているオレキシンという物質が減ってしまうことで、この病気になっている患者さんもいます。最近でこそこの病気についても知られるようになりましたが、よく知られる以前は、気合が足りない、根性がない、怠け者だと言われ続けていた患者さんが数多くいました。最近よく効く薬が開発されました。

ただしナルコレプシーという病気と診断され、きちんと薬を飲めば症状はなくなるかといえば、そうではない点が今の社会では問題です。ナルコレプシーであっても、すでに述べた不眠症や次に紹介する睡眠不足症候群の明らかな原因があるならば、それら（過剰なメディア接触、塾を含む課外活動等）を避ける努力をしなければならないことは当然です。

睡眠不足症候群　きちんと起きているために必要な睡眠をとることができず、眠くなる病気です。ですから主な症状は眠気で、朝起きることができなくなったり、昼間に居眠りをするようになります。患者さん自身は睡眠不足であることを自覚していないことが多く、そのためにこの病気であることになかなか気づくことができません。さらに、眠気以外にも攻撃性の高まり、注意・集中力・意欲の低下、疲労、落着きのなさ、協調不全、倦怠、食欲不振、胃腸障害などが生じ、その結果さらに不安や抑うつが生じる場合もあります。睡眠を十分とれる週末や休暇時には症状は軽くなります。必要な睡眠時間には個人差が大きいので、睡眠時間何時間以下が睡眠不足、と決めることはできません。この病名は「寝る間を惜しんで仕事や勉学に励むこと」がよしとされる現在の日本では理解されにくいものです。寝不足の原因については若者の例からもわかるように、不眠症の場合と同じように、過剰なメディア接触（テレビ、ビデオ、パソコン、携帯電話、スマホ、タブレット等）、塾を含む課外活動等が挙がります。

ところでナルコレプシーと睡眠不足症候群とはどのように見分けたらよいのでしょう。寝入りばなにレム睡眠になるのかどうかを調べたり、オレキシンを測定したりするまえに簡単に区別ができる方法があれば便利です。絶対というわけにはいきませんが、まずは睡眠時間を増やして眠気がどうなるかを見ることが大切です。眠かったらまずは寝てみるというわけです。今まで授業中に寝たことなどなかったのに、急に眠くなって授業中に寝てしまったりすると、眠気を何か特殊なことと思いたくなる気持ちはわかります。眠気を意識する間もなく突然「落ちた」（急にストンと寝入ってしまった）りすると、いったいどうなってしまったのだろうと思うでしょう。でも必要な睡眠時間が足りなければ誰でもごく自然に眠気はやってきますし、場合によってはストンと寝てしまいます。気合と根性があれば寝たりしないはずだと思いたいかもしれませんが、そうはいかないのです。居眠りをしてしまったら、一日の生活を見直して、まずは寝る時間を増やしてください。

概日リズム睡眠覚醒異常症群

ここには7つのタイプの病気がありますが、この本ではこのうち睡眠覚醒相前進症、睡眠覚醒相後退症、時差症、交代勤務症の4つについて説明します。

睡眠覚醒相前進症　この病気の方は早起き早寝です。時計遺伝子に異常があって、脳の時計の周期が24時間よりも短いことで早起き早寝になります。遺伝子の異常なので、家族全員が早起き早寝の場合が多いようです。これまで調べられた大家族での朝の起きる時刻は平均で5時前後、夜の寝る時刻は21時前後です。睡眠時間は一般の方と同じです。

睡眠覚醒相後退症　この病気の方は夜ふかし朝寝坊です。過剰なメディア接触（テレビ、ビデオ、パソコン、携帯電話、スマホ、タブレット等）、塾を含む課外活動等のために夜には眠りにつきにくく、朝には起きにくい方で、不眠症と睡眠不足症候群の両方の病気をもっている場合との区別をつけることはなかなか難しい病気です。この病気であっても、過剰なメディア接触、塾を含む課外活動等について注意深い対応が必要なことは言うまでもありません。

思春期と若年成人に多く、7〜16パーセントがこの病気にかかっている、という研究者もいます。一方でヒトはそもそも脳の時計の周期が24時間よりも長いので、脳の時計の周期を伸ばすことは比較的簡単にでき、そのために夜ふかしと朝寝坊は楽にできるようになっており、生活リズムは遅れがちです。また思春期には社会的な要因（過剰なメディア接触、塾を含む課外活動等）もあって生活リズムが遅くなりがちです。そこでこのような「遅れ」と病気とが混同されているのではないか、とする研究者もいます。また生活リズムが遅れやすい人とそうでない人とで、生体時計の周期の長さが違うことも最近指摘されています。はっきり病気として区別できる状態なのかどうかは、まだまだ議論のあるところです。

この病気の場合、睡眠時間は一般の方と同じです。なおこの病気の項目に「意識的に睡眠覚醒相を遅らせるタイプ」という項目があり、きちんとした治療を受けて健常な生活リズムを取り戻そうとする意欲がない思春期の若者が当てはまる、と教科書に書かれています。そして治療を拒否する例として、顔に冷水をかけても起きない、とかどうしても昼寝をやめない、が挙げられています。ただこれらは必ずしも意識してわざとやっているとばかりは言えないと私は感じています。Gさんのような「朝起きることが難しく、無理に起こすと暴れる」がこの例に当てはまると思うのですが、起きたいのに起きることができない、起きたいのにどうしても昼間に眠ってしまう、場合があると感じています。私はGさんを「意識的に睡眠覚醒相を遅らせるタイプ」とは診断していません。

時差症　少なくとも2時間以上時差のある地域をジェット機で急激に移動したときに、睡眠時間が減って眠くなったり、眠れなくなったりする病気です。心身の不調、身体的な能力低下等、不眠症と似たような症状が移動後しばらく出ます。症状の程度には個人差も大きいのですが、飛行の方向による影響が大です。一般的には東へ向かうほうが西へ向かうよりも症状が強く出ます。これは東方飛行では一日が短くなり、リズムを同調させるには、周期が24時間よりもやや長い脳の時計の周期を24時間よりもさらに短くさせなければ現地の時間に合わせることができないためです。周期が24時間よりも長い脳の時計は周期を伸ばすことは比較的簡単にできるので、時計の周期を伸ばすことで現地時間に同調させる西方飛行では同調が楽にできるというわけです。

治療の基本方針は、現地の同調因子（明暗、社会的接触（昼は賑やかで夜は静か）、食事）を利用してなるべく早く再同調を行うことです。この場合、光により周期を短くするには最低体温直後に光を浴びることが大切で、周期を伸ばすには最低体温の直前に光を浴びる必要があること（51ページ参照）を思い出してください。なお体温は出発してしばらくの間は出発地の明け方に最低となります。また食事によるリズムづくりも大切です（54ページ参照）。しばらく海外にとどまるのなら、出発前から現地の食事時間にあわせて食事をとることでも同調が楽になるでしょう。私自身は短期間のアメリカ出張のときに、日本時間の深夜に当たる時刻には食事をとらないように機内食も含めて意識して、時差による体調不良を最小限に留めた経験があります。

交代勤務症　中高生には関係ないと思われるかもしれませんが、いろいろなアルバイトをする機会もすぐにあるでしょう。この病気では、一般的には眠っている時間帯に繰り返し勤務することで睡眠時間が減り、眠くなったり眠れなくなったりします。交代勤務をしている方すべてが症状に悩まされるわけではありませんが、半分以上の方に問題が起こるとも言われています。なお当然ですが、交代勤務ではどうしても夜勤になります。そして夜勤を含む交代勤務がヒトにがんをもたらす可能性が、国際がん研究機関から指摘されています。朝目が覚めて14〜16時間後、暗くなると分泌が始まるメラトニンには、抗がん作用があります。夜勤では夜に明るい環境で過ごすことになります。夜勤と発がんとの関連にはメラトニンが関係している可能性を指摘する研究者もいます。

なお夜勤はバイト料が高く設定されています。これは夜勤をしたい人が少ないからです。そしてなぜ少ないかといえば、夜勤は自身の健康と引き換えであるからです。

睡眠随伴症群

眠り始め、眠っている最中、そして起きがけに厄介な出来事が起きる病気です。寝ぼけとひとまとめに言うこともありますが、ここでは睡眠時遊行症、レム睡眠行動異常症、睡眠関連食異常症、そして夜尿症を取り上げます。

睡眠時遊行症　夢遊病ともよばれます。この病気では起きているあいだにはごく普通と考えられる行動が、寝ている最中に不適切に行われます。たとえばゴミ箱に放尿したり、力任せに家具を動かしたり、あるいは窓によじ登ったりする等があります。明かりに向かって静かに歩いたり、窓やドアに向かって歩いたり、また外へ出ることもあります。これらに関する記憶はほとんどありません。思春期以降は自然に減ってきますので、あまり心配しないでいい病気です。あまりに回数が多いときには鎮静剤を寝る前に飲んでもらうこともあります。次のレム睡眠行動異常症とは違って症状はノンレム睡眠のときに出ます。

レム睡眠行動異常症　レム睡眠のときに脳から全身の筋肉にいつもは出る「動くな」という命令の効果が不充分で、夢の通りに身体が動いて、壁をけったり、ベッドから駈け出したりしてけがをする場合もあります。行動しているときに起こすと、夢の内容を話すことができます。夢内容が激しい方が多いようです。この病気にもよく効く薬があります。

睡眠関連食異常症　寝ているあいだに食事をします。この際に意識ははっきりしていません。火を使って料理をする場合もあります。睡眠時遊行症と似た状態と言えなくもありません。若い女性に多いようです。原因などについてはよくわかっていませんが、この症状を出す方の約30パーセントでは睡眠導入剤を飲んでいるという指摘もあります。

夜尿症　小さな子どもの病気と思われがちですが、成人でも2パーセントの方が悩んでいます。女性に多いようです。なかなか相談しにくいかもしれませんが、悩んでいる場合にはぜひ泌尿器科や婦人科の医師に相談してください。

睡眠関連運動異常症群

文字どおり眠りに関連して身体が動く病気です。ここでは周期性四肢運動異常症、レストレスレッグズ症候群、律動性運動異常症、睡眠時ひきつけを紹介します。

周期性四肢運動異常症　寝ているあいだに手足、とくに足が周期的に勝手に動きます。そのために目を覚ましてしまうことが多いと病気と判断されます。その動きとは主に足首が曲がる（反らせる）動きで、足の親趾あるいは足の趾すべても同時に反ることがありますし、膝や股関節も同時に曲がることもあります。この動きのために眠れないことが原因で寝不足になり、昼間に眠くなる場合もあります。

レストレスレッグズ症候群　身体は動きません。ただし周期性四肢運動異常症を合併する場合が少なくないので、この項に入っています。この病気の症状は異常な感覚です。腕よりは足、特に膝から下に、なんとも言えない不快で嫌な感覚が眠くなると出てくる病気です。その感覚のある手足を動かしたい衝動に駆られ、実際動かすと症状は一時的に軽くなります。鉄分が不足している場合には鉄分を補うことでよくなる方もいますが、透析や妊娠で症状が出てくる方もいます。

律動性運動異常症　寝入りばなや起きがけ、あるいは寝ているあいだに、頭部あるいは体を1秒前後の周期で数秒から数十秒にわたり前後ないし左右に繰り返し振ります。「眠くなると頭を振る」も含めると9か月児の7割近くに認めますが、大多数が自然によくなり、5歳で症状のある方は5パーセント程度と言われています。ただし稀に中学生でも症状のある方もいます。

睡眠時ひきつけ　寝入りばなに身体の一部あるいは全体が急に同時に短く収縮する現象です。この現象には落下感をともなうことが多いようで、ときには声が出てしまうこともあります。このために目が覚めてしまう場合もあります。決して稀な現象ではなく、病気ではなく、正常範囲内の現象と考えられています。

事例編の診断

眠りに関するさまざまな病気についてみてきました。では事例編でみた若者にはどのような病名がつくのでしょうか?

Aさん、Bさんは睡眠不足症候群と診断できます。自分でやりたいことがあったために睡眠時間を削ってしまった結果、授業中に眠らないと必要な睡眠時間を確保できなかったのでしょう。Cさん、Dさん、Eさんはパソコンやスマホが原因で眠りを削ったので、AさんやBさんと同じように睡眠不足症候群とも言えますが、パソコンやスマホといったディスプレイからの光で眠れなくなったという要素も多少はあるでしょう。不眠症がもたらした睡眠不足症候群と診断できます。夜ふかしを社会が認めていることで、原因がはっきりしているにもかかわらずそれを除くことができずに、不眠症や睡眠不足症候群の若者を増やしている現状があります。Ｆさんは過眠症群の中のナルコレプシーと診断でき、Ｇさんは比較的必要な睡眠時間が多いために、寝不足になりやすいのではないかと考えています。またＨさんについては睡眠覚醒相後退症の可能性を考えていますが、睡眠時間が少ない日と多い日との差が大きいので、新しいタイプの概日リズム睡眠覚醒異常症群の可能性も考えています。

エクソン・バルディーズ号の座礁オイル漏れ事故

1989年3月の石油タンカー、エクソン・バルディーズ号原油流出事故（3月24日午前0時頃）の報告書内容を紹介します。衝突時甲板には乗組員Aが一人でいました。乗組員Bは、乗組員Aと船の位置や航路について打ち合わせをしたあと、23時53分に甲板を後にしています。この時点で乗組員Aはすでに17時50分から6時間にわたって勤務をしていました。甲板には二人の乗組員がいることになっており、乗組員Aはもう一人の担当者乗組員Cを起こすはずでした。しかしAはCが昼間忙しかったことを知っており、Cの代わりを引き受ける、とCにあらかじめ伝えてありました。つまりAは午前4時まで一人で担当するつもりだったのです。会社側の説明ではAはその日1時から7時20分まで眠り、その後再び13時30分から17時まで眠ったのちに17時50分から勤務に入り、事故前の24時間に10時間は眠っていたとしていました。しかし実際にはAはその日の午後も仕事をしており、報告書ではAは事故前18時間は眠っていなかったと推定しています。

事故報告書では、Aの寝不足が事故原因のひとつとされています。Cに気づかい、Aが寝る間を惜しんで仕事をした結果がこの重大な事故を招いたのです。

この事故はこれまで海上で発生した人為的環境破壊のうち最大級のもので、原油1080万ガロンが流出したとされています。事故後まもなく死亡した野生動物数は各種の海鳥：25万〜50万羽、ラッコ：2800〜5000頭、カワウソ：約12頭、ゴマフアザラシ：300頭、ハゲワシ：250羽、シャチ：22頭、その他サケやニシンの卵の被害は甚大であったとされています。

Ⅳ　実用編――快適な眠り・生活リズムを取り戻す

1　原因を探してみよう

実用編では、実際に眠りや生活リズムに悩んでいる方への対策をまとめます。対策の前の準備ですが、まずは本人が自分自身のことを振り返り、眠りや生活リズムの乱れの原因を探索してください。原因探索と言うのは簡単ですが、実際には簡単ではありません。手順を踏んで探索しましょう。

情報収集――身体の声に謙虚に耳を傾ける

知らないでは何も始まりません。眠りや生活リズムの基本、そして自分自身の身体についての情報を集めましょう。実はこの情報収集がここまでの基礎編の役割でした。この本の基礎編ではなくとも有用な情報を入手する手段はたくさんあります。ただ何が信頼すべき情報で、何があやしい情報であるかの区別をつける鑑識眼というか、勘を磨くことが大切です。情報収集は原因探索の第一歩です。不確かな情報ではすべての土台が崩れてしまいます。注意深く情報を集めてください。なお自分の身体情報については「自分の身体のことは自分が一番よくわかっている」などと傲慢にならずに、謙虚に身体の声に耳を傾けることが大切です。

鵜呑みにしない——その1　統計結果の読み方のコツ

情報が集まったらそれを吟味して自分自身に当てはめてみる振り返りが原因探索には必要です。ただここで注意すべきことがあります。鵜呑みにしない、ということです。朝型と夜型とで比べると朝型のほうが学業成績がいい、という調査結果があります。この結果を聴いて多くの方は朝型にしよう、と思うでしょう。なぜなら成績はいいほうがいいに決まっているから。でもちょっと待って、というのが私からのメッセージです。

そもそもどのようにしてこの「朝型のほうが学業成績がいい」という調査結果が出たのでしょうか？　朝型、夜型をしっかりと定義してそれぞれ何百人か集めます。そしてそれぞれの方に同じ試験問題を解いてもらいます。このときに試験を何時にやるかも問題です。朝型の人は朝の試験が得意でしょうし、夜型の人は夜の試験が得意でしょう。それならそれぞれが得意な時間に試験をやって比べる、というやり方もあるでしょう。またどちらのタイプの方の試験も朝や夜ではなく、昼間に行う、というやり方でもいいかもしれません。いずれにしてもおおぜいの朝型そして夜型の人に同じような条件で同じ試験問題を解いてもらい、結果を集計します。そして朝型と夜型の人の試験結果の平均値を比べ、その結果平均値が朝型のほうが高く、しかも統計学的に検討するとその平均値の違いは意味のある違いと判定されて初めて、「朝型のほうが学業成績がいい」という結論が導き出されるのです。つまり朝型の人皆が成績がいいわけでもなく、夜型の人皆が成績が悪いわけではないのです。夜型でも成績のいい人もいれば、朝型でも成績の悪い人もいるのです。

調査結果の解析には統計学が使われます。ただし統計学は全体を比べているわけで、個別の違いは見えなくなってしまう場合があります。「朝型のほうが学業成績がいい」という結果は鵜呑みにするのではなく、さて自分自身は朝型かな？夜型かな？と吟味することが大切です。朝型の方が無理に生活を夜型にすると調子が悪くなる場合がありますが、夜型の方が無理に生活を朝型に変えてもうまくいかない場合もないわけではありません。自分の型を知ることが大切です。

鵜呑みにしない——その2　自分にとってのベストを探る

最近日本では環境省が旗を振って「朝チャレ！（朝型生活にチャレンジ）」と朝型をすすめています。これはいかがなものかなと感じています。確かに全体としてみれば朝型にしたほうが調子のいい方が多いとは思いますが、どうしても朝型にはなれない夜型の方もいるのです。同じように最近早朝出勤者に時間外賃金は払うものの、夜の残業は禁止した企業があります。たしかに方向性は悪くないとは思いますし、夜型社会への問題提起にはなったと思います。ただしみんな一斉に朝型になれ、というやり方には私は賛同しかねます。おそらくは多くの方が朝型にしたほうが仕事の効率はよくなるのだとは思いますが、中には朝型になりたくてもなれない方もいるのです。ですから私としては、各自が朝型か夜型かあるいはどちらでもないかをじっくり見極め、そのうえで朝型あるいは夜型の働き方を申請する、というのが理想と思っています。ここまで申し上げれば、２０１５年夏に安倍首相の音頭で実行された「ゆう活」の問題点を理解していただけるでしょう。「ゆう活」は早起き遅寝のすすめ、すなわち寝不足のすすめです。世界有数の睡眠不足の国民にさらに寝るなというメッセージを発したのです。疑問を投げかけざるを得ません。また「ゆう活」について医学的な立場から問題点を指摘した知り合いの研究者に、研究費の認可にかかわる政府機関から電話が入ったという話を伺うと、直接当該発言を取り消すようにとの指示ではなかったにせよ、恐ろしくも感じています。

実は日本では国を挙げて国民に鵜呑みにしろ！とすすめている一面があります。健診では腹囲を測ります。そして40歳以上の男性の場合、腹囲85㎝以上はメタボリックシンドロームに要注意と判定されます。84・９㎝は大丈夫で、85・１㎝はダメということになります。直観的に何かおかしいとは感じませんか？　ベストな腹囲は一人一人皆違います。厚生労働省の85㎝という基準は国民に対し、「あなたのベストな腹囲は国が一番よくわかっている。85㎝未満です。だからあなたは国のいうことを鵜呑みにしなさい。85㎝未満が○なのです」、というメッセージを流してしまったのです。国民から各自が自分のベストな腹囲に思いを巡らせる機会を奪ってしまったのです。

日本人は決めてもらうことが好きで、お上の言うことをけっこう素直に聞きます。お上の言うとおりにやっていれば楽でしょう。でもあなたの身体は統計学では決められない唯一無二の存在です。収集した情報や自分自身の感じ方と実際の腹囲とを比べて、自分にとってベストな腹囲について思いを巡らせることが大切です。また今巷では実にいろいろなダイエット法が氾濫しています。多くの人はいろいろ試してうまくいかず、また新しい方法が注目されるとすぐに飛びつきます。たくさんのダイエット法が次から次へと出てくるということは、あたり前ですが万人に効果のあるダイエット法はないからです。Zさんに効果のあるものがYさんに効果があるとは限らないのです。個性個性と言いながらみんなが同じ格好になるのが流行で、服や髪形で流行を追うには害はありませんが、身体は全く違うのに、同じ効果をダイエット法に期待することはそもそもおかしく、場合によっては害が及ぶ危険もあるでしょう。

図3（26ページ）をもういちど見てください。この図は「寝不足では太る」を説明したときの図で、睡眠時間と肥満との関係を示しています。注意すべきは、間違えてもこの図3を見て7～8時間寝ようなどとは思わないでください、ということです。この図を見るとまるで7～8時間寝なさいと言っているようにも見えますが、この図にはあなたにとってのベストな睡眠時間に関する情報は全くありません。7～8時間の睡眠時間の人が皆やせているわけではありませんし、5時間睡眠の人は皆太っているわけでもないのです。これも統計学の落とし穴です。たしかに大勢の方を調べ

ると睡眠時間が7～8時間の人で平均の肥満度は一番は低いのかもしれませんが、個々の特性は見えなくなります。

なお、この図3にはもう一つ注意点があります。左の目盛を見てください。BMIの値が随分と大きな値なのです。国際的な基準では18・5から25・0が健康とされているのです。実は図3とは別の、女性63万人を対象とした睡眠時間とBMIとの関係の調査では、睡眠時間7～8時間でBMI24・5程度を最低値とした図3同様のU字型の曲線が報告されているのですが、男性48万人を対象とした調査では、図3のようなU字型の曲線は報告されていないのです。一方日本の日立製作所の勤労者対象の調査では、男性（5400人）では睡眠時間が減るとBMIが増すのですが、女性（642人）ではそのような変化は認めないと報告されています。またノルウェーの16～19歳の9875人を対象にした調査では、肥満と痩せの場合、そうでない場合に比べて男女とも（ただし女性で傾向が大）睡眠時間が短かったことが報告されています。さらに最近では10代の若者3342人の長期間の観察から、就寝時間が1時間遅くなる（＝睡眠時間が減る）ごとにBMIが2・1ずつ増加する可能性も指摘されています。このように睡眠時間とBMIについては図3がすべて、と言い切ることはできないのです。鵜呑みにしないでくださいね。

私たちの周りには、情報を鵜呑みにさせて自分の頭で考えることを妨げようとする企みがたくさんあります。注意しましょう。

何時に寝て何時に起きるか？――世の中正解のないことが多い

では「あなたにとってのベストな睡眠時間」はどのようにして知るか？ですが、これは私がよく聞かれる質問です。ただし必要な睡眠時間の個人差はとても大きいので「○時間」とお答えすることはできません。たとえば生後1か月～16歳までの一日の総睡眠時間を調査した２００３年の報告を見ると、12か月児の睡眠時間は11～17時間に広がり、10歳でも8時間から11時間にわたっているのです。たしかに平均値の数字を言うことはできますけれども、その数字がその方にとって適切であり必要な睡眠時間かどうかは全くわからないのです。ですから答えようがないのですが、実はヒトにはなぜか日に2回、4時と14時ころに眠くなる時間帯があり、この時間帯には事故が多いのでした。ですから午後2時の昼寝には必要性があり、実際短時間（15分程度）の昼寝にはその後の心身の働きを高めるという効用もあるのでした。このことからすると、午前中にヒトという動物は眠くならないようになっている、とも言えます。

そこで私は必要な睡眠時間について、「その方が午前中に眠くならない睡眠時間」と言うようにしています。9時間睡眠なら午前中しっかり起きていることができるのですが、8時間睡眠では午前中に居眠りしてしまう場合には、その方には9時間の睡眠時間が必要、ということになります。ですから必要な睡眠時間は、皆さん一人一人が探し当てなければならないのです。眠りや生活リズムの乱れの原因と同じです。たしかに毎日4時間睡眠で問題なく過ごしている人もいるでしょう。ご高名な医師日野原重明先生も短時間睡眠なようですが、皆が日野原先生を真似ようと思ってもそれはできないのです。一方でアインシュタインの睡眠時間は10時間だったとも言われています。

私は、午前中に眠くならずあくびも出ないで仕事や勉学に打ち込めるのならば、その人の眠りの量、質、生活リズムに大きな問題はないとしてよい、と思います。また午後2時に眠くなるのは自然なことですから、短時間の昼寝をおすすめします。ただまだ1歳台の赤ちゃんでは午前中に寝る場合も少なくありません。ですから午前中の様子でその方の眠りの量、質、生活リズムの良しあしを判定するのは2歳以降かと思っています。なお季節の影響も考慮する必要があるでしょう。人間の睡眠時間は、夏には冬に比べて減るのでした。

では次に何時に起き、何時に寝たらいいのでしょう？　これは実際にあったことなのですけれど、「7時を目処に起きたら」、と申し上げたところ、「○月○日は7時5分まで寝てしまい、△月△日は7時8分まで寝てしまいました、どうしたらいいんでしょう？」といった悩みをもつ方が出てきてしまったのです。私にしてみれば6時55分でも7時12分でも問題にするつもりは全くないのですが、言葉や数字は独り歩きしがちです。ですから私は起きる時刻についても寝る時刻についても、また睡眠時間についても数字は挙げないようにしています。

突然ですが、ジャガランダーの花の色は何色かご存じですか？　ジャガランダーの花をご存じの方は花を頭に思い浮かべるでしょうが、大多数の方は「ジャガランダー」などという言葉をご存じないでしょう。ご存じない方はこの問いを聞いた瞬間に頭を働かすことをやめてしまいます。頭の中は真っ白になります。では「好きな色は何色ですか？」このように問われたらどうでしょう。誰もが好きな色について思いを巡らせるに違いありません。思いを巡らせることが大切で、その思いの巡らしは自分自身の感性や感じ方あるいはそれまでに持っていた情報を基に行われます。

「正解」のある質問にばかり接していると、いつのまにか情報を覚えることにばかり重きを置いてしまうようになります。場合によっては情報が正しいかどうかの判断もつかないうちに鵜呑みにしてしまうことも増えかねません。なんだかおかしいな?と感じたらなぜそのように感じるのか、今までに得た情報と比べることが必要です。ぜひふだんから「正解」のない問題について思いを巡らせる癖をつけてください。中高生の皆さんは世の中には「正解」のあることばかり、と感じているかもしれません。なにしろ試験で苦しめられることが多いでしょうから。でも世の中には「正解」のないことが多く、誰もまだ「正解」を知らない事柄のほうが多いと思います。

適切な睡眠時間にも、適切な就寝時刻にも正解はありません。各自毎日異なって当たり前なのです。だから収集した情報や自分自身の感じ方と目の前の事柄とを比べること、いろいろと思いを巡らせることが大切になります。

身体からのサインを無視しないこと

「疲れてもがんばれ」、とか「眠気に負けるな」とかいうメッセージを今の日本ではよく目にしますが、「疲れ」も「眠気」も身体の声です。疲れたら休むしかありませんし、眠くなったら寝るしかありません。眠気を我慢して起きていても脳は働かないのです。「疲れ」も「眠気」も身体からの大切なメッセージです。身体からのメッセージ、便りと言えば、文字どおり「便」も身体からの便りです。水洗トイレではついつい忘れがちですが、毎日身体からの便りはしっかりと見てください。寝不足では下痢や便秘にもなりがちです。もちろん「○○を食べたい」という食欲も身体の大切な声です。

このような自分の身体の中から湧き上がってくる声に耳をふさいで、決められた予定に従って行動している人も少なくないでしょう。でもそのような身体の声を無視する行動はとても危険です。ある日身体が反乱を起こします。朝起きることができなくなります。そうならないためには、予定を決めてしまう何か大きな力と対決しなければなりません。今若者の周りではこの「予定を決めてしまう何か大きな力」が優勢です。するとついつい優勢な側が正しい側、と思いがちです。自分ひとり「いや違う」と言うには相当な勇気が必要です。だから「それでも地球は動いている」とつぶやいたガリレオ*は素晴らしいのです。

大きな力への付和雷同は簡単です。一緒にワイワイ盛り上がるのはけっこう気持ちのいいものです。また大きな力に付和雷同していれば面倒ではないし、自分の身体の声に耳を傾けるなんていうわけのわからないこともしないでいいのですから楽です。疑問をもたないで、言われるがままにしていると衝突も起きません。でもこのようにしていると、身体がいつか言うことをきいてくれなくなります。あなたは自分の心臓の心拍数を決めることができますか？　自分の瞳（黒目）の大きさを自分の意志で変えることができますか？「自分の身体のことは自分が一番よくわかっている。自分の身体が自分の言うことをきかなくなるなんてことがあるわけがない」という考えは思い上がりです。身体は最も身近な自然です。そしてヒトは寝て食べて出して初めて脳も身体もそして心も活動が充実する昼行性の動物なのです。私たちは自然の素晴らしさを知っていましたが、同時に自然が恐ろしさをもっていることを、３・１１で改めて学びました。私たちは自然に対してついつい傲慢になりがちです。でも私たちは自然に対して、そして最も身近な自然である自分の身体に対して、畏敬の念をもち、もっと謙虚であるべきです。そしてそんな自分の身体の声に耳を傾ける、身体の声を聴く、ことを忘れないでいてください。

眠気はふっとばすものではなく、眠くなったら寝るしかないのです。

＊ガリレオ　１６３２年、地球が動くという旨のいわゆる地動説を書いた著書『天文対話』を発刊したガリレオは、それに対する罪で１６３３年に裁判で有罪を言い渡され、地動説を放棄する旨の異端誓絶文を読み上げたあとにこうつぶやいたと言われています。

個人の特性は尊重しつつ一般化しない

ある雑誌に、「長年苦しめられたリウマチが、○○をするようになってから治った、○○はリウマチを治します、素晴らしい」、という手記が掲載されました。よかったですね、と思います。ただ、だからリウマチの方ならどなたにも○○がおすすめかというとそれは違います。私の知り合い

なぜ寝すぎても死亡率があがり、太るのか？

この理由についてはまだよくわかっていません。たとえば睡眠時無呼吸症候群の患者さんは実はよく眠れていないので、そのために寝不足になることから睡眠時間が増えます。そして睡眠時無呼吸症候群の方はさまざまな病気の危険が高まるのでした。だから睡眠時間が多い方は、睡眠時間を増やさざるを得ない病気をもっているから死亡率が高くなるのだ、という考え方もあります。ただしもともと持っているこのような病気のことを考慮に入れて研究しても、それでもやっぱり寝すぎると死亡率が高まる、という意見もあります。

朝の光の大切さも考えに入れると、睡眠時間が多いと朝の光を浴びることが難しくなるわけで、そのために身体に不都合がおきて死亡率が高まり、太るのかもしれませんが、これも全くの想像でしかありません。この課題にも、ぜひ自由にいろいろと想像を働かせてみてください。

で長年○○を続けておいでの方がいます。その方が最近リウマチになりました。実はその方が先の手記を教えてくださったのですが、個人的経験はあくまで個人的経験にすぎません。個人的経験を一般化する、つまりはエビデンス、証拠を得るには多数の例を集めて統計学的に調べる必要があります。そのうえで統計学的に意味のある違い、たとえばこの例でいえば○○の効果があれば、その時点で初めて○○はリウマチに効果があると一般化して言えるわけです。個人的経験を尊重はしますが、批判的に見ることが大切なのです。

ただ一方で「朝型のほうが学業成績がいい」のところで説明したように、統計学では個人の特性は見えなくなります。だから統計学はダメ、というわけではありません。統計学を使って一般化された結果を知りつつも、個人の特性は尊重し、そして個人の特性を一般化しないことが大切です。

リズムが乱れる4つのパターン

眠りや生活リズムの乱れの原因ですが、大まかに言って4つほどのパターンに分けられると思います。まずは1．真面目で何事にも頑張ってしまう方が、身体の声を無視して勉強や部活、あるいは塾に一所懸命に対応をしてしまう場合です。気が張って、過度に緊張して夜中になるにつれて目が冴えて眠れなくなり、朝起きることができなくなる場合もありますし、いつのまにか貯まっていた睡眠不足のせいで、ある朝突然起きることができなくなる場合もあります。どちらにしてもどうにも耐えきれなくなった身体が「もう起きることができません」と反乱を起こしたわけです。

次は2．ブルーライトの犠牲者です。ブルーライトを発するツールの楽しさにのめり込んでしまい、メラトニンの分泌や生体時計の周期に乱れが生じて、夜眠れず、朝起きることもできなくなってしまう場合です。

さらに3．適切な治療が必要な「病気」を考える必要のある場合ももちろんあります。ある日を境に急に眠気が強くなった場合や、通常考えられない場面での居眠りがある場合にはナルコレプシーを考える必要があります。発達障害の方では眠りやリズムに乱れが起きやすく、またメディア等にのめり込みがちです。気持ちが落ち込んでくると「眠れない」が症状として出てきます。片頭痛では発作がひどく朝起きることが難しいことがありますが、発作のない朝には問題は起きません。

これらの「病気」は適切に診断し適切な対応をすることが大切になります。起立性調節障害という病名もあります。朝礼で倒れてしまうような方を念頭に日本で確立された疾患概念で、自律神経の働きがうまくいかないことで症状が出ると考えられていますが、本質はまだよくわかっていません。1や2の状態が自律神経の働きを乱すことは充分に考えられます。私が言っている眠りやリズムの乱れと起立性調節障害とを明確に違うものとして考えなければならない、ということはないと思います。I章のDさんが参考になるでしょう。

最後は4．何とはなしに夜ふかしをしてしまい、その結果朝起きることが難しくなる場合です。この場合必ずしも気分が落ち込んでいるわけではないのですが、全体の印象として覇気が感じられない方が多いです。これが気持ちの病気から来るのか、睡眠不足症候群の症状から来るのかの区別は簡単ではありません。

これ以外の場合もあるでしょうが、多少とも参考になれば幸いです。

2　日本人と眠り

眠りからみた「哀しい国日本」

次に現在の社会状況を眠りの視点から紹介します。現に眠りや生活リズムに悩んでいる方が、ご自身の眠りや生活リズムの乱れの原因を探る際にも重要な情報です。

日本人の睡眠時間はしだいに短くなっています。10歳以上の5万人を対象に5年ごとに行われているNHKの国民生活時間調査によると、日本人の平日の平均睡眠時間は1960年には493分でしたが、1970年には477分と8時間を割り、2010年には434分にまで短縮したのです。この50年で59分短くなったことになります。その結果、経済協力開発機構（OECD）による睡眠時間の国際比較（2014年）で、日本の成人の睡眠時間（463分）は韓国（461分）、ノルウェー（463分）とともに世界で一、二を争う短さとなりました。なおこの調査での第4位は英国で484分です。若者の睡眠時間が国際的にみて短いことは最初に紹介しましたが、日本の赤ちゃんの睡眠時間も世界トップクラスの短さです。興味深い調査としては、世界の大学生の眠りに関するものがあります。この調査では睡眠時間のほかに、自分で自分のことを不健康と考えているかどうかも尋ねています。その結果、日本の大学生は男女とも世界一睡眠時間が短く（男性372分、女性365分）、自分のことを不健康だと感じている割合が世界で一番高い（男性38・4パーセント、女性45・7パーセント）ことがわかりました。

次に就寝時刻です。NHKの国民生活時間調査では22時以降に起きている人の割合を調べています。1960年には22時以降も起きている方は32パーセントでしたが、1970年には57パーセントと半数を超え、2010年には85パーセントにまで増えています。

次に残業です。一般的には労働時間は一日に8時間、週に40時間が原則になっています。そこでこの原則を週で10時間上回る週50時間以上働いている人というのはかなり残業、すなわち時間外労働をしていることになります。その割合の国際比較を紹介します。１９８７年、２０００年、２００９年のデータですが、日本は３回の調査とも25パーセント以上の人が週50時間以上働いていて、しかも年々その割合が増えています。日本以外の国でこの割合が20パーセントを越えたのは、２０００年のオーストラリア、ニュージーランド、アメリカのみで、この３か国も２００９年の調査では皆15パーセント以下になっています。つまり日本の残業は世界で飛び抜けて多いのです。

次は労働生産性です。「労働生産性」とは一定時間内に労働者がどれくらいの国民総生産を生み出すかを示す指標ですから、仕事の効率、と言い換えることができます。日本はＯＥＣＤ加盟34か国の平均以下で第21位（２０１４年）、主要先進7か国では１９９1年以降24年連続最下位です。

さらに幸福度をみます。これもＯＥＣＤが毎年調査していますが、いくつかの項目の総合点で順位が決まります。日本は２０１５年は加盟国34か国にロシア、ブラジルを加えた36か国中20位でした。ちなみに２０１４年も20位、２０１２、１３年は21位で、２０１１年は19位でした。なお２０１５年の１位はオーストラリア、２位はスウェーデン、３位はノルウェーでした。内容もみましょう。日本も「安全」は1位でしたが「教育」は10位、「レジャー、睡眠、食事含み個人的に使う時間」17位、「住居」23位、「生活の満足度」28位、「仕事と生活の両立」31位、「健康」28位（平均余命は1位。自ら申告する健康度は最下位）でした。

ここまでみた睡眠時間、残業、労働生産性、幸福度をまとめると、睡眠時間を削って、能率の悪い残業をして、幸福度が高まらない、哀しい国日本が見えてきます。何とかしたいと思います。なお、寝不足が自殺の危険を高める可能性については前にもふれましたが、日本の自殺者が大幅に増えた1998年頃以降は、日本人全体の睡眠時間が450分（7時間30分）を下回っています。国全体の平均の睡眠時間として、450分は保つべきであるような気がします。

短時間睡眠をすすめる社会

次にテレビ番組に目を向けます。夏になると毎年テレビ各局はこぞって2〇時間テレビを放送します。チャリティーと組み合わせている番組もあります。徹夜で放映している番組で困っている方に募金活動をしている、と聞くと、徹夜をすることはよいことをしているかのような錯覚を感じてしまう方も中に出てくるでしょう。また芸能人に24時間走らせるといった目を疑うような企画もあります。その芸能人に何かあったら番組はどのように責任を取るつもりなのかと憤慨したことがあります。

私の患者さんで、夏休み後半のこのような徹夜の番組を見たあとに生活リズムが崩れ、9月の新学期が始まっても朝起きることができずに登校できなくなってしまった方が何人かいます。患者さんの中には幸いに1週間ほどで生活リズムを戻すことができた人もいますが、回復に時間がかかってしまった人もいます。いかにもいいことをしているかのように見せかけ、実際には多くの方の心身にこのような番組は悪影響を与えているのです。見せかけだけのよいこと、つまりは偽善的な番組であるわけです。ことの本質が見えにくいように、よく計算された企画と感心もします。

同じような事柄は周りに多々あると思います。ぜひそのようなひっかけに惑わされないようにしてください。なお24時間走についてはよくよく調べてみると実際には24時間走っているわけではなく、休みを充分にとっていたことがわかりました。視聴者をばかにしていると新たな怒りも湧きましたが、宣伝している企画を鵜呑みにして腹を立ててしまった自分の未熟さに恥ずかしくもなりました。いずれにしてもこのような番組は眠り軽視の考え方を刷りこむ麻薬です。どうか洗脳されないでください。

私たちを寝かせまいと洗脳する企みは周りに溢れています。テレビのCMではカフェインの入ったドリンク剤を手にした人気アイドルグループが「眠気なんてふっとばせ」と声をあげ、薬局やコンビニでは小中学生向けのドリンク剤の包装に「疲れてもがんばれ!」と印刷してあります。私の睡眠外来には最近小学校低学年の方も受診します。このような広告と関連があるのかもしれません。さらに街を歩けば「がんばりたい、朝に○眠○破」「負けられない、昼に眠○打○」「乗り切りたい、夜に眠○○破」とあります。この製品では「勉強がんばる、あなたのそばに。受験勉強やテストのときなどホンキでがんばるあなたに、濃いホンモノ『○眠打○』」との言葉とともに「合格」と書かれたねじり鉢巻きをした学生がガッツポーズをしている広告もあります。受験生に向けてわざわざ「眠気に負けるな!」という本末転倒、時代錯誤のメッセージもCMでは流れています。

私が小学生時代にはたしかに四当五落と言って、大学受験のときに4時間睡眠なら合格するが5時間睡眠では落ちてしまう、といった言葉をよく耳にしました。これらの広告は50年以上昔を思い起こさせる内容です。疲れたら休むしかありませんし、眠くなったら寝るしかありません。寝不足は太ることも知られています。眠気を我慢して起きていても脳は働いてくれません。それなのに今でも短時間睡眠をすすめる情報が後を絶ちません。もちろん4時間睡眠で大丈夫な方もおいでですが、誰もが大丈夫というわけではないのです。

「いつ休むのかって？　地球が止まったらね。」

街中に目を向けると、たとえば駅の看板には大きな文字で「負けるもんか」とあります。ある自動車メーカーの看板です。細かな文字を読んでみます。「がんばっていれば、いつか報われる。持ち続ければ、夢はかなう。そんなのは幻想だ。たいてい、努力は報われない。たいてい、正義は勝てやしない。たいてい、夢はかなわない。そんなこと、現実の世の中ではよくあることだ。けれど、それがどうした？　スタートはそこからだ。」いいですよね。厳しい現実を直視してそこからの努力の大切さを伝えようとしているようです。読みすすめましょう。「技術開発は失敗が99パーセント。新しいことをやれば、必ずしくじる、腹が立つ。」そうなんだ。このような大企業でも成果を出すのは簡単じゃないんですね。さてどのようにして社員の皆さんに元気を出してもらっているんでしょうか、続きを読むのが楽しみです。「だから、寝る時間、食う時間を惜しんで、何度でもやる。」絶句してしまいました。しっかり寝てしっかり食べてこそ頭はちゃんと働くのに……。このあとを読む気にもなりませんが、一応読みます。「さあ、きのうまでの自分を超えろ。」寝ないで食べないで進歩するとは思えません。
こんな大手新聞社の広告もありました。見出しは「いつ休むのかって？　地球が止まったらね。」細かな文字で「24時間、地球のまわりを回り続ける人工衛星。彼女の仕事ぶりを見ていると、そんなイメージが浮かんでくる。論説委員・○本○子。彼女の担当は、経済に関する社説の執筆。国境を越えて動き続ける経済の最新情報に、たゆまずアンテナを張り続ける。朝は5時に起き、海外のTVニュースで欧米市場をチェック。夜も1時過ぎまで海外の最新情報を収集する。『常に自分らしいアンテナを張って、誰も持っていない新しい視点を発信し続けたいんです』今日も彼女は、地球を見つめ続けている。報道に近道はない。」

この広告を見て「素晴らしい、自分もこんな記者になりたい」、そんな思いになる若者もきっといるでしょう。でもちょっと待ってください。

まず見出しです。「いつ休むのかって？　地球が止まったらね。」これは人間が地球あるいは宇宙の中で奇跡的に生み出されたことに対する謙虚さ、感謝が微塵も感じられない、傲慢な言葉です。しかも1時に寝て5時に起きることを自慢してもいます。新聞記者は寝不足の理性の効いていない、感情的になっている頭で記事を書いて許されるんでしょうか？　無責任です。私の睡眠外来にも新聞社勤務の方がお見えになったことがありますが、新聞社の勤務は想像を絶しています。寝る時間をつくろうにもつくれないのです。私もコメントのしようがありませんでした。ヒトは寝て食べて出して初めて脳も身体もそして心も活動が充実する昼行性の動物なのです。

睡眠軽視の伝統――『養生訓』から二宮金次郎まで

このような寝る間を惜しんで仕事をすることをよしとする文化、気合と根性の礼賛は、いつごろから日本社会に広まったのでしょうか？

戦国時代から江戸時代前期にかけて活躍した武将、藤堂高虎が書いた本には「夜は午後八時には休むべし」とあります。江戸時代後期の作家、滝沢馬琴は長年夜十時就寝をかたく守ってきたそうですし、その頃（天保3年、1832年）に発行された家庭の医学書、『病家須知《びょうかすち》』にも「夜は早寝、朝は日の出ぬ前に起がよし（ヨルハハヤクネ、アサハヒノデヌマエニオキルガヨシ）」とあります。明治になってからでは、慶応大学の創設者、福沢諭吉も朝寝はしたことがなく、遅くとも十時までには必ず寝ていたとのことですし、大正14年再版の『早起』（山本瀧之助著）には「よく働かんとするものはよく眠るべし。」とあります。昭和14年5月発行、諸岡存著の『快食、快眠、快便』には「睡眠時間の少い事を自慢する人をよく見るが、そんな人に限つて醒めて居る間も、尚ほ、頭脳の鮮明を欠いていて、対座し乍らよく居眠りして居る事が多い。こんな人は得て自動車等に轢かられるものであります。」とあり痛快です。このように眠りを軽視していない立場も多いのですが、眠りを軽視する立場も幅を利かせています。

江戸時代の健康の手引書とでも言うべき『養生訓』では「寝るな」が主なメッセージで、「私欲を減らし、心配事をしないようにし、身体を動かして働き、眠りを少なくするという四項は、養生の基本」とまとめています。そして1901年（明治34年）に発表された唱歌「うさぎとかめ」は睡眠軽視を世に広めた功績大でしょう。「もしもし　かめよ　かめさんよ　せかいのうちに　おまえほど　あゆみの　のろい　ものはない　どうして　そんなに　のろいのか　なんと　おっしゃる　うさぎさん　そんなら　おまえと　かけくらべ　むこうの　小山の　ふもとまで　どちらが　さきに　かけつくか　どんなに　かめが　いそいでも　どうせ　ばんまで　かかるだろう　ここらで　ちょっと　ひとねむり　グーグーグーグー　グーグーグーグー　これはねすぎた　しくじった　ピョン　ピョンピョンピョン　ピョンピョンピョンピョン　あんまりおそい　うさぎさん　さっきのじまんは　どうしたの」とあって、カメのたゆまない努力を誉め、ウサギの居眠りをいさめています。そしてこの歌は小さいころから多くの日本人が口にしていたにちがいありません。なにしろ唱歌として学校で教えられたのです。つまりいつの間にやら居眠りは×との考え方が多くの日本人の身にしみついたにちがいありません。

また二宮尊徳も睡眠軽視、気合と根性の代表です。こちらも唱歌に登場します。文部省唱歌（『尋常小学唱歌（二）』明治44年6月）の二番は次のような歌詞です。「骨身を惜まず仕事をはげみ、夜なべ済まして手習《てならひ》読書、せはしい中にも撓《たゆ》まず学ぶ、手本は二宮金次郎。」夜なべ（夜、鍋で物を煮て食べながら（夜食をとりながら）仕事をすること）のすすめです。また大正7年（1918）刊行の『第三期　尋常小学修身書　巻三』にも二宮金次郎は登場し、第四「仕事に励め」の項には「金次郎は一二の時から父に代わって川普請に出ました。仕事を済まして、家へ帰ると夜遅くまで起きて草鞋を作りました。」とあって、寝る間を惜しんで仕事をするをよしとする文化の代表選手として教科書に描かれているのです。

唱歌と教科書で取り上げられると、なかなかその価値観を否定するのは大変です。俗に一世代は30年、教育の効果は三世代、と言われますが、まだまだ明治から大正にかけて行われた教育内容に私たちは影響を受けているのです。さらに昭和30年代にも「かあさんの歌」という童謡がうたごえ運動で、全国に広がりましたが、このような歌詞です。「かあさんが夜なべをして、手袋編んでくれた……」。今こそ新たな教育内容（寝る間を惜しんで仕事をしても仕事の能率はあがらない）を伝える必要があります。

根性論からの脱却

そうはいっても私も気合と根性は好きです。私は中学時代は陸上部。しかもやっていたのは駅伝です。気合と根性を叩き込まれました。夏休みの練習は暑い盛りの午後で、しかも「水を飲むな」です。よく熱中症にならなかったものだと我ながら感心します。その結果かどうか市の大会では優勝、私も区間賞を取りました。ですから今も駅伝観戦は好きです。箱根駅伝の柏原君、神野君、気合と根性の素晴らしさを感じさせてくれました。気合と根性は大切と私も思いはします。ただし、気合と根性だけではどうにもならないことがあることも私は知っているつもりです。

先に紹介したある自動車メーカーの「寝る時間、食う時間を惜しんで、何度でもやる」が異様な考え方であると私は感じますし、そのことをより多くの人に伝えなければならないと思っています。

寝不足の外科医が気合と根性で手術をしてはいけないのと同じに、寝不足の頭で記者の方が記事を書いてはいけませんし、徹夜明けの医者が診療を担当してはいけないのです。図1図2でも説明したように、「寝る間を惜しんで仕事をしても、脳は働きません。成果を期待することはできない」のです。

塾の先生の中にはこんなことを言う先生もいるんだそうです。「君はゆうべ何時に寝たんだ？え、2時⁉　P君は3時まで頑張ったんだぞ！」若者たちは寝るなと洗脳されています。お金が何より一番大切との考え方に固まり、目の前のことしか見ようとせず、長期的な見通しをもつことができなくなった大人たちが、若者をターゲットに寝かせないコンテンツをこれでもかこれでもかと提供し、寝かせないサプリや飲み物を次から次へと提供し、病気にして、その挙句にいかにもいい人ぶって「睡眠障害を何とかしよう」と声を大にしています。どこかおかしいと感じます。

このようなパターンをマッチポンプと言います。マッチで火をつけておいて、火事だと叫んで、一番乗りでポンプで火元に水をかけます。もともとマッチで火をつけなければ、何も起こらなかったにもかかわらず、騒ぎを起こして、その火を最初に発見して、消していい人になろうとしているのです。自作自演とも言えます。この本もその仲間の一派だと見られてしまうかもしれません。ただ格好悪いかもしれませんが、一言だけ言い訳をさせてもらうと、私は２００２年から子どもの早起きをすすめる会で眠りの大切さを伝える活動をしてきました。ただし残念ですが大人の一人としていつのまにか、消極的にはマッチで火をつけていた可能性は否定しません。10代から40代前半までの頃は、夜の睡眠時間を削っていろいろ行動していたのですから。ただそんなときにも昼間には寸暇を惜しんで居眠りをしていました。なにしろ私自身は睡眠時間が短くなるとすぐに体調不良になる体質でしたから。意識はしていませんでしたが、もっとも身近な自然である自分自身の身体の声に耳を傾けていたのだと思います。無理はしてもその無理の埋め合わせはどこかで必ずしなくてはなりません。無理のしっぱなしでは脳も身体も傷む一方です。

「寝て、食べて、動く」!

眠り・生活リズムの敵はたくさんいることをここまでみてきました。では国のいうことを鵜呑みにせよとする社会の中で、眠り・生活リズムの味方はいるのでしょうか?

実はよくよくみていくと「寝不足では太る」については話題に出ているのです。「正しく眠ればキレイに痩せる。効果テキメン睡眠ダイエット」は2013年11月13日号の雑誌a〇〇nの特集記事のタイトルですし、日本ケロッグ株式会社がプロのモデルさんを対象に行ったアンケート調査でも「美しい肌をつくるために心がけていることは?」に対する答えのトップは「睡眠時間をたっぷりとる」、で実に70・5パーセントのモデルさんがこの項目を美しい肌をつくるために心がけていることとしてあげていたのです。面白いことに同じ問いかけを一般のOLの方にもしているのですが、一般のOLの方の答えのトップは「化粧品に気を使う」の74・6パーセントで、モデルさんと同じ「睡眠時間をたっぷりとる」をあげたのは52・6パーセントの方のみでした。

北京五輪競泳で前人未到の８冠を獲得したマイケル・フェルプスは、"Eat, sleep and swim, that's all I can do."（僕にできるのは食べて寝て泳ぐことだけ）と言っていますし、サッカーの日本代表本田圭佑選手はロシアの週刊サッカー誌のインタビューに応え、どんな一日の過ごし方をしているんですか？との問いに、「何も特別なことはしていませんよ。寝て、食べて、動く。それが僕の一日です。たとえば、睡眠では７～８時間が必要です」と答えています。

また受験生に向けて、こんな心あるメッセージを流している予備校もあります。「学生の皆さんはちゃんと睡眠をとっていますか？　夜更かしをして全然寝ていないということはありませんか？特に高３生の皆さんは、足りないとこがあって睡眠時間を削ってまでやらないと心が落ち着かないという気持ちはとても分かります。でも、遅くまでやっても頭はちゃんと働きませんし、次の日は寝不足で身体的にもつらくなります。受験は体力勝負です！　寝れるうちにちゃんと寝て、早寝早起きという無理のない生活リズムにして体調を崩さないように注意しましょうね！」（湘南ゼミナール）。大々的に取り扱われることは決して多くはないですが、「眠りが大切」は知る人ぞ知る生きていくための基本的な智慧です。

私が診ている患者さんが高校に入学しました。中学時代は夜ふかしをしがちで、なかなか朝起きることができなかったので心配しましたが、なんとか第一希望の私立高校に入学できました。高校入学を知らせに来てくれた外来で、うれしい話を聞かせてくれました。高校の担任の先生の話です。その先生はカナダ人で、入学前の春休みから宿題も出しているそうです。大変そうだな、と思ったのですが、その先生の2つの方針を聴いて感激しました。①授業中に寝ていたら部活動には参加させない、②夜は22時30分には寝ること、だそうです。このような素晴らしい先生がいる高校があるのですね。眠り・生活リズムの味方です。このような先生が増えてくださったらと思います。

3　スリープヘルス——快眠への6原則

朝起きたときから夜寝る準備は始まっている

眠りやリズムに乱れがある場合何をすべきか、ですが、私は「スリープヘルス『快眠への6原則』」として大切なポイントをまとめて繰り返し述べています。

1. 朝の光を浴びること
2. 昼間に活動すること
3. 夜は暗いところで休むこと
4. 規則的な食事をとること
5. 規則的に排泄すること
6. 眠りを阻害する嗜好品（カフェイン、アルコール、ニコチン）・過剰なメディア接触を避けることの6カ条です。スリープヘルスですから眠りに関する注意点で、眠りに関する注意というと、ついつい夜のことばかりが気になりますが、スリープヘルスの6カ条の第1は朝の光を浴びるで、第2カ条も昼間に活動する、です。夜の話は第3カ条の夜は暗いところで休む、で初めて登場します。第4、第5カ条はそれぞれ規則的な食事をとる、規則的に排泄する、でまた夜の話は出てきません。最後の第6カ条は眠りを阻害する嗜好品（カフェイン、アルコール、ニコチン）、過剰なメディア接触を避けるで、これは夜の注意点です。つまり知っていただきたいのは夜寝る準備は夜のことだけに目を向けているのでは充分ではなく、朝起きたときから夜寝る準備は始まっている、ということです。

一つ一つ見ます。朝の光、正確には最低体温後の光は、周期が24時間よりも長い生体時計に作用して、その周期を短くし、地球の周期24時間に合わせる作用があります。それに朝の光には心を穏やかにする作用のある神経伝達物質セロトニンの活性を高める働きもあります。手を振って歩く、噛む、深呼吸といったリズミカルな筋肉活動を行うことでもセロトニンの働きは高まります。昼間に光を浴びると、眠気をもたらし、酸素の毒性から細胞を守るメラトニンの夜の分泌が増えます。昼間に青空のもとで青色の光を浴びるといっそう目が覚めます。昼間しっかりと目が覚めることでメリハリができると、夜の眠りにもよい効果が期待できます。夜の闇は生体時計の周期の乱れを防止し、メラトニンの分泌になくてはなりません。食事は生体時計とは異なるメカニズムで、ヒトも含めて動物の生活リズムに大きく影響しますし、規則的な排泄、特に朝の排泄は、交感神経が昼間に、副交感神経が夜にそれぞれきちんと働いていることでできると私は考えています。便秘では夜何度も目が覚めやすくなります。眠りを阻害する嗜好品（カフェイン、アルコール、ニコチン）、過剰なメディア接触を夜には避けるべきであることの重要性は言うまでもありません。

また6カ条には含めていませんが、寝るためのルーチン、すなわち入眠儀式も大切です。寝るためにはいつもどおりのルーチンが行われるほどに環境が安全安心であることを確認することが重要で、この確認が睡眠中枢を働かせるためには必要と私は考えています。ストレッチをする、アロマを使う、日記を書く等々内容は人それぞれでしょうが、寝る前の安心を確認する入眠儀式は大切にしましょう。

眠りと切り離せない「食、排泄、活動」

この6カ条＋αで大切なことは、「ヒトは寝て食べて出して初めて脳も身体もそして心も活動が充実する昼行性の動物」、という点です。寝ることは食べること、排泄、そして活動（運動）と密接に結びついているのです。眠れないと眠りや夜のことにばかり注意が向きますが、わかっていただきたいのは、眠りは一日の生活すべてと密接に結びついている、という点です。眠り、食、排泄、そして活動が密接に関連しているのです。どれか一つの調子が悪くなったら残り三つのことをもチェックすることが大切です。

4　具体的なヒント

わかっているけどできない理由

多くの若者は眠ることが大切とわかってはいるもののそれを実行できない、のでしょう。ではなぜできないかと言えば、そのひとつが周りからのプレッシャーではないかと思います。宿題、部活、塾はやらなくてはいけないプレッシャーですし、携帯、スマホ、パソコンにタブレットはプレッシャーからの息抜きになくてはならないのですが、それがまた眠りを奪います。

大人は簡単に言います。「一日は24時間しかなくて、この24時間というのは誰にも同じように与えられていて、ヒトという動物は寝て食べて出して初めて活動の質が高まる昼行性の動物なので、自分に必要な睡眠時間を午前中の眠気の具合を参考にして自分で知り、その分を24時間からまず差し引いたうえで、残りの時間で何をどのような順番でしたらいいのか優先順位をつけて決めましょう」。でもこれが実際はとてつもなく難しいのです。

ゲームをする時間があるなら止めて寝なさいとか、携帯をいじっている時間があるなら勉強しなさいとか、だらだらテレビを見ているならさっさと勉強しなさいとか、若者はしょっちゅう言われているでしょう。でもそれがなぜかそうできないから困っているんだし、理路整然と言われると、言い訳もできないし、それで余計に頭にきて暴れたり、逆に頭にきて自分の部屋に閉じこもること

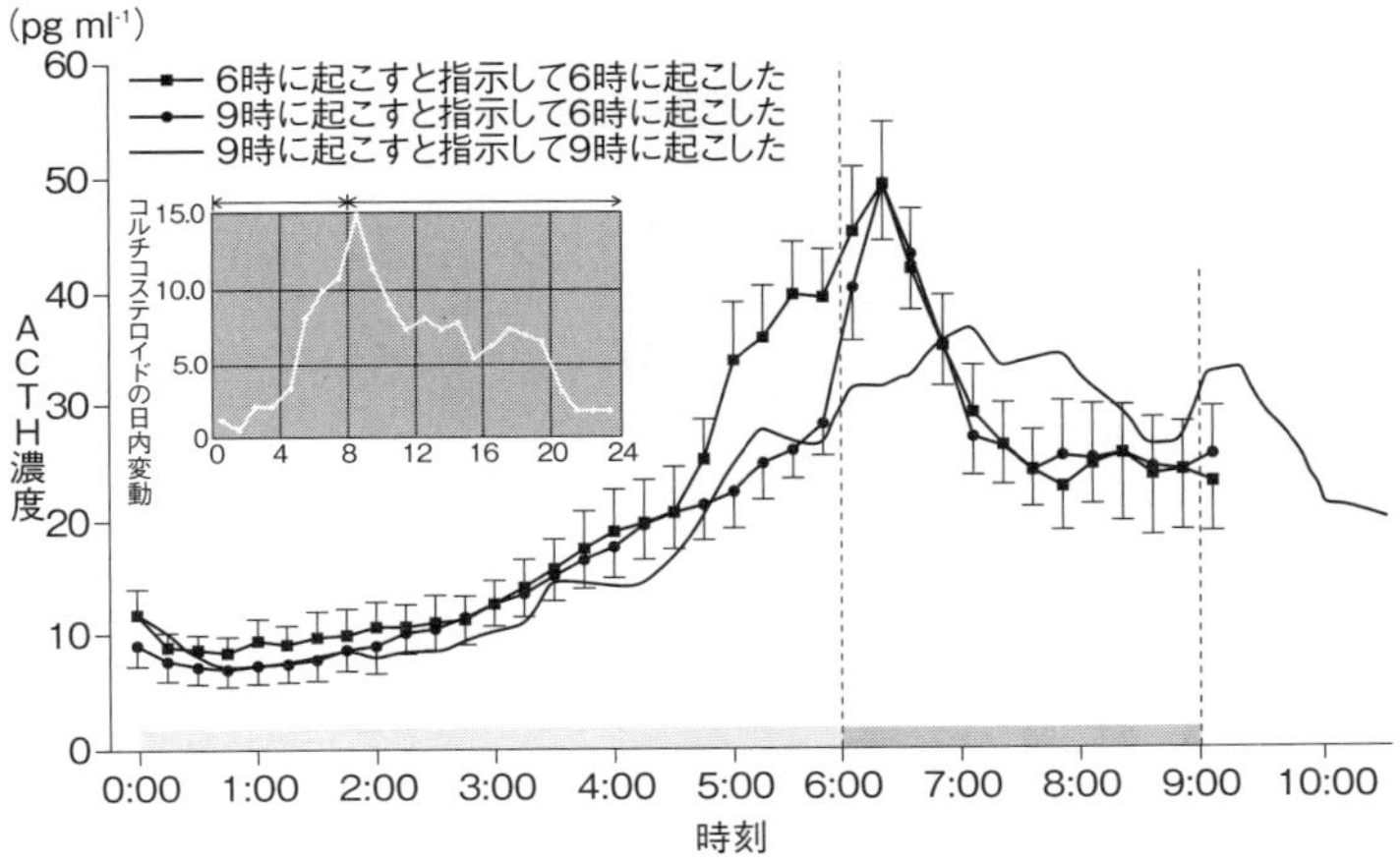

図 8　指定された起床時間と ACTH 分泌量の関係（Born J, et al., 1999）
コルチコステロイド分泌を促す ACTH は、朝起きたい時間の前から分泌が始まる。つまり、気持ちのよい目覚めには気合が大切。

もあるのでしょう。大人の理屈では、「ゲームや携帯やテレビのために勉強の時間や寝る時間が少なくなって、朝起きることが難しくなって、学校に遅刻したり、行けなくなったりすると、それは君自身が学校よりもゲームや携帯やテレビのほうを大切に思っていることになるのだ」、となるのですが、それが頭ではわかっても、身体や気持ちが言うことを聞いてくれませんし、スリープヘルス＋αもどこから始めればいいのだ、と感じるに違いありません。

具体的なヒントを紹介します。

気合は大事――ただし眠気は気合で乗り切れない

寝ることは大切ですが、まず起きることの基本です。

朝気持ちよく目覚めようと思ったら気合が大切です。図8を見てください。寝ているあいだに定期的に血液を取って、ＡＣＴＨという名前の物質を測定した結果です。ＡＣＴＨはコルチコステロイドという物質を出す働きがありますが、コルチコステロイドは通常では朝に濃度が高く、午後から夕方には濃度が下がってくる物質です。だからＡＣＴＨも朝に向かって寝ているあいだに次第に増える物質です。このＡＣＴＨですが、明日の朝9時に起こすよ、と言っておくと、寝ているあいだに9時に向かって次第に増えます。また明日の朝6時に起こすよ、と言っておくと、6時に向かって4時半ころから増えだします。そこで明日の朝9時に起こすよ、と言っておいて6時に急に起こすとＡＣＴＨは急に増えさせられます。これが気持ちのよい目覚めではないことは何となく想像できます。

つまり朝気持ちよく目覚めようと思ったら、明日の朝は○時に起きるぞ、と前の晩に気合を入れて寝ることが大切、というわけです。ただし眠気を気合で乗り切ろうなどという危ないことはしないでください。眠くなったら眠るしかありません。気合の使い方を間違わないでほしいと思います。

眠れないときは布団やベッドから出てみよう

寝不足になったらどうするかと言えば、それは寝るしかありません。ただし寝不足が続いていると、妙に気持ちが高ぶってなかなか眠れず、そんなときに眠ろうとするとかえって眠れないことがあります。ではどうするか。基本は「眠くなってから布団に入る」です。

布団の中で眠れないと悶々としているとかえって眠れなくなります。そんなときには思い切って布団から出てリラックスしてください。ただしブルーライトは禁物です。本を読む場合には、光が目に入るのは直接ではなく本に反射した光になります。本はおすすめ、ディスプレイは×と知ってください。ただし読書も夢中になりすぎては本末転倒ですね。難しい本を選ぶのがいいかもしれませんが、かえって頭を使い過ぎてしまう可能性もあります。ここがアドバイスの難しいところです。どんな本にするかまで私はアドバイスできません。目的を思い出して、各自で選んでいただくしかありません。アロマ、音楽、軽い体操も悪くないでしょう。ただしあまり一生懸命に身体を動かすことはやめましょう。交感神経が高ぶって眠れなくなる心配があります。ホットミルクを飲むのはいいでしょうが、カフェイン入り飲み物はやめておきましょう。いわゆるエナジードリンクにもカフェインがたくさん入っています。コーラ類やチョコレートにもカフェインが多く含まれているので注意してください。

寝不足では前頭前野の働きが低下して、冷静で理性的な判断ができなくなるのでした。つまり寝不足になると「寝不足はまずい、寝なければ」という冷静さを保つことが難しくなってしまうのです。冷静な判断ではなく、これもやらなきゃ、あれもやらなきゃ、あ、これもだ、というふうに目の前のことをかたづけることに必死になります。このような状態ではきっとセロトニンも少なくなっていて、長期的な展望をもてなくなっているのでしょう。「早く作業（勉強）をやめて眠ろう」という方向には頭が廻らなくなり、夜ふかしをし、寝不足になり、そしてついに朝起きることができなくなる、という事態になる可能性があります。一日に10時間以上寝てしまう場合があるなら、たっぷりと寝た翌朝、前頭前野がきちんと働いているときにぜひ寝不足を何とかするよう工夫してみてください。もちろん普段から寝不足にならないようにすることが何より大切です。寝不足かどうかは身体の声を聴くことで判断しますが、睡眠表を見て、あれ、ちょっと寝不足かな、と気づくこともあります。ふだんから、睡眠表をつけるのもいいでしょう。

睡眠表のすすめ

10時間以上寝る日があることに気づいたら、まず睡眠表（図9）を書いてください。自分の眠りや生活リズム、生活習慣に心配があったら、たとえば学期の終わり1週間とか、毎月月初めや月末の1週間だけでも睡眠表をつけてみる、というのもおすすめです。

図9は、睡眠外来で診察させていただいている高校1年生の男子の睡眠表です。黒線部分が眠った時間帯です。学校がある日は6時から6時半には起きることができていますが、週末や祝日にはひどく朝寝坊になっています。週末に至る前の平日5日間の睡眠時間が足りないことがわかります。テスト前には「寝る間を惜しんで勉強」していることがわかります。テストには4～5時間睡眠で臨んでいます。テスト中に眠気に襲われ、実力を発揮できなかったのではないかと心配です。テスト後早寝をする、と決心し、連日0時前に寝つくようにしましたが、その週末にも11時まで寝てしまいました。土曜の期待起床時刻を8時とすると、5日間で3時間足りなかったことになります。

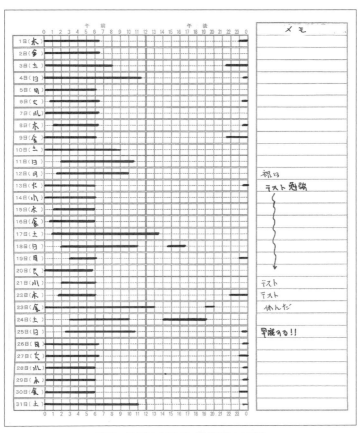

図９　高校１年生の「睡眠表」の例

今後平日にはさらに60×3/5＝24分多く寝る必要がありそうです。

睡眠表では横軸に時間を取ります。いちばん左が0時それからちょっと間を空けて6時。0時と6時の間隔と同じ間隔をあけて12時、18時、24時とします。図9では一時間ごとに目盛りがついていますが、自分で記録をつける場合は大まかに6時間ごとの目盛りでかまいません。縦軸は1行を一日にします。1行目が1月20日ならその次の行は1月21日です。そして寝た時間帯に線を引きます。そして睡眠表には眠りだけではなく、食事や排泄、それに活動した内容や外出のこと、授業中の居眠りなども簡単でいいのでちょっとメモしておくといいでしょう。しかも自分で書く、ということが大切です。自分で書くと、書きながらどうしても前の日や前の前の日のことも目に入ります。こうして睡眠表をつけてみると、いろいろなことに気づくはずです。夜ふかしをした翌朝は、朝はやっぱり起きる時刻が遅くなっているなとか、この外出はけっこう疲れたから早く寝たんだなとか。そして早く起きることができるのは○時前に寝たときだなとか、授業中居眠りした前の晩は寝る時刻が遅かったなとか……。

気づくと自然に、どうしようか、という方向に思いが向かいます。居眠りしないように○時前に寝るようにしよう。翌日大事な試合があるときには何時に寝よう。何時までは夜ふかしをしても大丈夫だな。などなどです。初めは面倒と感じるでしょう。だからあまり細かく書くことはありません。ちょっと時間ができたときに前の日のことを思い出しながら気軽に書くのがいいでしょう。ただ1日前のことは思い出せても、なかなか3日前のことになると思い出すのは大変です。寝る前に書くのは悪くはありませんが、睡眠表が気になって眠れなくなってしまわないよう注意が必要です。朝は忙しいでしょうから忘れがちです。昼食のときや夕飯のときがいいかもしれません。毎日忘れずに、気軽に書くことが大切です。巻末（159ページ）の記入用紙をコピーしてご利用ください。

「寝不足」かどうかわからない——自己診断の目安

寝不足とわかればいいのですが、自分ではなかなか気づかない寝不足があります。いかに寝不足に気づくかですが、ポイントは2つ。一つには午前中の身体の具合、もう一つは平日と休日など「しなければならないことがない日」との睡眠時間の違いです。まず午前中の様子ですが、ヒトという動物には明け方と午後に眠気がやってくるというリズムがなぜかあり、その時間帯には事故が多いのでした。つまりヒトという動物は午前中には眠くならないようにつくられている、のでした。だから午前中に眠くなったり、やたらとあくびが多いなと思ったら、自分の眠りについてちょっと思いを巡らせてみる必要があるのです。あとは休日など「しなければならないことがない日」の睡眠時間が10時間以上にはなっていなくても、ふだん学校に行っている平日との睡眠時間の違いが大きい場合にもけっこう心配です。

最近、社会的時差、という言葉ができました。時差ボケ（時差症）では時差のある地域への急激な移動で体調不良が起きますが、社会的時差は遅寝早起きで眠りを削った平日と、その寝不足分を取り返そうと朝寝坊になる休日との睡眠時間や寝ている時間帯の違いのことで、これが大きいと体調不良をもたらします。就寝時刻と起床時刻との中間の時刻を計算して、その時刻の平日と休日との差を社会的時差と計算します。たとえば平日は1時就寝6時起床なら、中間の時刻は3時半です。そしてその方が休前日に1時に寝て、休日の起きる時刻が11時であったとしたら、中間の時刻は6時になり、その差は2時間半でこれがこの方の社会的時差になります。社会的時差が2時間以上あるとさまざまな問題点が心身に生じ、成績にも悪影響が及ぶようです。図9の高校生は社会的時差ボケと言えそうですね。

また私の印象ですが、ふだんの平日の1・5倍以上の睡眠時間を休日など「しなければならないことがない日」にとるようならば心配（平日が5時間なら7時間半、平日が6時間なら9時間）、と感じています。数字をあげてしまいましたが、数字はあくまで目安です。

大切なことは寝不足かな、と早めに感じることです。早めに対応してまずいことはありません。社会的時差が1・8時間であっても、休日の睡眠時間が平日の1・4倍（平日が5時間で休日に7時間）であっても、心配、と感じたらもうちょっと寝ようか、と気軽に対応してほしいのです。朝起きることが難しくなるくらいなら、授業中の居眠りもありと思います。ただ授業中の居眠りは根本解決にはなりません。あくまでどうしようもないときの逃げ道です。授業中に寝たあとで、ではふだんからどうするかについて作戦を練ってください。授業中に寝っぱなしでそのまま何も変えないでほうっておくことは決してしないでください。

リテラシーを育てる――ヒトは自分を正当化する動物である

リテラシーのもともとの意味は「書き言葉を正しく読んだり書いたりできる能力」(Wikipedia)ですが、現在では「何らかの表現されたものを適切に理解・解釈・分析・記述し、改めて表現する」という意味で使用されています。たとえば「メディアリテラシーを身につけよう」といった場合には「メディアから無分別に流されるさまざまな情報の中から、たとえば自らに必要な情報を取捨選択して、利用する力」といった内容になります。夢中になることは大切ですが、全体を広い視野で見わたすこともとてもとても大切なわけで、リテラシーがないと与えられたものを無批判に受け入れて、それに従わせられがちになる危険があるのです。情報収集の項(82ページ)でふれた「鵜呑みにしないで」等と同義です。ぜひリテラシーを学び育ててください。そのような意味では、私は読者に眠りに関するリテラシーを育てていただきたいと考えています。

リテラシーを育てるときに大切な気づきがあります。それはヒトは自分を正当化する動物だ、ということです。人間は何事も自分に都合のよいように見え、聞こえ、感じ正当化してしまうので、その結果間違いも犯します。To err is human. 人間は間違うもの、とよく言われます。

アメリカで日本人高校生が巻き込まれた悲しい出来事がありました。1992年10月17日、ルイジアナ州バトンルージュに留学していた日本人の高校生、服部剛丈《はっとりよしひろ》君の事案です。当時16歳の服部君は、ハロウィンパーティに留学先のホストブラザーと出かけました。しかし、訪問しようとした家と間違えて別の家を訪問したため、家人ロドニー・ピアーズ氏(当時30歳)から侵入者と判断され、銃を突きつけられ、「フリーズ（Freeze「止まれ」の意）」と警告されたのです。しかしながら服部君は「パーティに来たんです」と説明しながらピアーズ氏の方に進んだため、２・５ｍの距離から射殺されたのです。今となっては知るすべはありませんが、ピアーズ氏の言ったFreezeが、服部君にはひょっとしたら「プリーズ（Please「どうぞ」の意）」と聞こえてしまったのではないか、との推測があります。フリーズと言われることなど思いもしないで、当然プリーズと言われると信じ切っていた服部君には、フリーズがプリーズに聞こえ、ピアーズ氏に近づいたという推測です。

同じようなこと、つまり人間は何事も自分に都合のよいように見え、聞こえ、感じてしまうということは実はかなり以前からわかっていたようです。ガイウス・ユリウス・カエサル（紀元前１００年に生まれ、紀元前44年3月15日に暗殺）はローマ帝国の基礎を作った政治家、軍人ですが、彼が述べたとされる言葉には以下のようなものがあります。「人は喜んで自己の望むものを信じるものだ」。「人間とは噂の奴隷であり、しかもそれを、自分で望ましいと思う色をつけた形で信じてしまう」。どちらも「人間は何事も自分に都合のよいように見え、聞こえ、感じてしまう」ことに通ずる内容です。

これまた哀しい話ですが、幼少期に性的虐待を受けた女性の脳を成人後調べたところ、脳の一部でものを見ることに関係している視覚野とよばれる部分の体積が少なくなっていたのです。ヒトの脳は、見たくないものを見ないように脳そのものを変化させてしまうのです。カエサルの指摘は人間の本質の一つと言えそうです。だからいくら注意しても、人間はどうしても自分に都合のよいように見え、聞こえ、感じてしまい、自分を正当化して、間違えてしまうのです。冷静に正しい判断をすることは相当に難しい作業なのです。

今の生活パターンがベストなんだ、このやり方しかないんだ、と誰しも思いたいものです。平日は早起き遅寝で日曜には昼まで寝ておく。あるいは毎日4時間半睡眠で気合と根性で乗り切る。冷静になれば長続きはしないであろうことは想像できるのに、なんとかやれているのでこれでいいだろう、そう思って毎日を過ごしていると、ある日急に朝起きることができなくなったり、夜中に目が冴えて、3時になっても4時になっても眠れなくなったりしてしまうことが心配です。前頭前野の働きが低下して冷静で理性的な判断ができなくなるだけではなく、ヒトは自分を正当化する動物であることからも、眠りやリズムの乱れに気づいて対処することは相当に骨の折れる作業なのです。でも行わなければならない作業です。

ツールの奴隷になってはいけない

さらに今の社会にはネットからの情報が溢れています。ＬＩＮＥも楽しく便利です。そしてこれらの情報には個人で接することが圧倒的に大です。テレビや街の広告なら「なにこれ!」と批判する仲間もいて、なるほどと、広告に批判的になることも可能でしょうが、ネットやＬＩＮＥをおぜいで見ることはありません。ＬＩＮＥを仲間で共有することはあっても、情報を見るときは一人です。すると視野が極めて狭くなって、目にした情報を批判的に見ることがしにくくなり、その世界に浸りきらされてしまう危険が大です。のめり込まされる危険が大です。視野を狭めさせられたり、一定の方向にだけ思いを向けさせられたりする危険が大です。

そのせいでしょうか、ネットやＬＩＮＥに関連したいじめや自殺についての報道が後を絶ちません。きっと実際には報道されてはいないいじめや事件はもっともっとたくさんあるのでしょう。一人の世界に浸りきるのではなく、メディアリテラシーを身につけ、ぜひ社会とのかかわりをもって人間として生きてほしいと思います。

最近カリフォルニア大学の研究者たちがメディア機器を使わないことで非言語的な感情認識能が高まるか否かを検討しました。５日間の自然環境下でのキャンプで過ごした51名と対照群54名（ともに平均年齢12歳）とで社会的スキル（非言語的な感情表現の読み取り）に関する変化を検討したのです。その結果キャンプ群では対照群に比して表情を読み取る能力（DANVA 2：2nd ver. Diagnostic analysis of nonverbal behavior ＝48枚の様々な表情顔写真を2秒ずつ見せてその感情について問われるテスト）、ビデオ上の俳優の感情認識能（CASP：The child and adolescent social perception measure ＝会話のない10本のビデオを見て俳優の感情について問われるテスト）が上回ったということです。短期間であってもディスプレイを有するデバイスの使用をやめ、メディアやデジタルな対話を減らし、濃い人間関係、すなわち社会的経験を積む機会を増やすことで、非言語的な感情認識能が高まった、と結論づけています。

さまざまなデバイスツールに使われ、ツールの奴隷になるのではなく、リテラシーをもってツー

ジョブズ家のルールに学ぶ

2014年9月10日のニューヨーク・タイムズの記事で、ジャーナリストのニック・ビルトンは、スティーブ・ジョブズに彼の子どもがどのくらいiPadに夢中なのかを聞いたときの返事に驚いたことを回顧しています。「子どもたちは、(iPadを) まだ使ったことがないのです。私は子どもたちのハイテク利用を制限しています」と、ジョブズは2010年、我が子のハイテク機器利用時間が増えることを心配して語ったのだそうです。さらに『スティーブ・ジョブズ』の著者、ウォルター・アイザックソンは、このアップル共同設立者の家で多くの時間を過ごしたのですが、そこで見たのは、スクリーンタイム (画面を見つめる時間) よりも、フェイス・トゥ・フェイス (面と向かった) の家族の会話を優先するジョブズの姿だったというのです。「毎晩、スティーブは決まって、キッチンの長いテーブルで夕食をとり、本や歴史やさまざまなトピックについて話し合うのです。誰もiPadやコンピューターを使いません。子どもたちはデジタル機器中毒になっているようには全く見えませんでした」。

グーグル社の会長エリック・シュミット氏が2012年に母校ハーバード大学で行った卒業生に向けたスピーチの一部も紹介します。「コンピュータには決して手に入れることができないものがあります。それは『心』です。デジタルで結ぶ人の繋がりはテクノロジーなしには成り立ちませんが、同時にあなた方の『心』がなければ成り立たないのです。私は、皆さんがコンピュータを支配し、最大限に生かし、世界をよりよくしていくと信じています。だから決してコンピュータに支配されてはいけません。そのために、難しいことは十分承知ですが、一日1時間はスマホやパソコンの電源を切ってみてください。そして、スクリーンから目を離し、あなたの大切な友達や家族とリアルな会話をしましょう。『いいね』をクリックするのでなく、実際に『いいね』と口に出して相手に伝えましょう。クリックひとつで済まさずに、周囲に目を向け、匂いをかぎ、手に取って感じるのです」。

ルとつきあい、ツールを上手に使いこなしたいものです。メディアリテラシーを身につけていないと、眠りが疎かにされ、リズムにも悪影響が生じます。眠りについてのさまざまな不適切な雑音が周囲に溢れていることはすでに紹介しました。眠りに関するリテラシーにも目を向けてください。眠りに関するリテラシーの敵は気合と根性至上主義であり、「寝る間を惜しんで仕事をすることを尊ぶ文化」です。ぜひ冷静に身体の声に耳を傾けつつ、眠りに関するリテラシーも育んでください。

どこでもエクササイズ

今の時代、身体に負荷を与える機会、身体を疲れさせる場が少なくなっています。よほど意識しないと全く身体を動かさないまま一日を終えてしまえる日もあります。特に体力に満ち溢れている若者であれば、眠るには身体の疲れが必要です。

そこで若い方へのお願いなのですが、バスや電車では座らないでほしいのです。エスカレーターやエレベーターもなるべく使わないようにしませんか。駅のプラットホームで若者が長い列を作っている場面によく出っ食わします。エスカレーターに並んでいます。驚いたことに彼らはアスリートなのです。サッカーであったり、陸上競技であったり、バスケやバレーであったり。脇の階段を高齢者があがっています。何かおかしいと私は感じますが、引率の大人も何も感じていない方がほとんどのようです。

たしかに彼らアスリートも疲れているのかもしれません。でも彼らは若者です。座席やエスカレーターやエレベーターを必要な方のために譲るということはきっと気持ちのよい行為でもあると思いますし、何よりどこでもエクササイズの実践になります。不安定な車内で立っていることは体幹筋を鍛え、セロトニンの活性アップにもつながる可能性があります。ぜひ寸暇を惜しんでエクササイズに励んでください。

寝ヂカラ=捨てる力

寝ヂカラとはタイムマネージメント、時間管理です。忙しい若者たちは相当に意識しないと眠る時間を確保することが難しいでしょう。でも一日は24時間。大切なことは寝る時間をしっかりと確保するという強い意志をもつことです。そのうえで、行わなければならないことに優先順位をつけ、十分に寝たうえで脳力を高め、起きている際の能力を高め、行動・学習の効率を高め、場合によっては行いたい事柄であっても捨てる勇気をもつこと、これが寝ヂカラです。

ある県立の進学高校で15分間の昼寝を導入し、顕著な効果として「午後の強い眠気が改善」「授業への集中が向上」があげられています。さらに昼寝導入前後の3年間で大学入試センターの試験成績を比較、昼寝導入後、明らかに試験成績が上昇したことも報告されています。昼寝の効用に加え、忙しい中での時間管理に対する意識の高まりも好結果に寄与しているに違いありません。まさに寝ヂカラです。

眠るための環境は自分自身がつくり出すことが大切です。もちろん家族や周囲に協力をお願いすることが必要なこともあるでしょう。プライドを捨てて、頭を下げてお願いする力も寝ヂカラのひとつでしょう。でも最後は自分自身の眠る時間をぜがひでも確保するのだという意志の力、それが寝ヂカラの基本です。繰り返します。寝ヂカラの大きな要素は何かを捨てる力です。あれもこれもやりたい、あれもこれもやらなくては、では寝ヂカラは備わりません。ぜひ寝ヂカラを養ってください。

寝ヂカラとはタイムマネージメント、時間管理でしたが、タイムマネージメントのヒントは「渋滞学」にあるようです。東京大学教授の西成活裕氏によると、渋滞は「無意味な減速」の積み重ねで生じるのだそうで、これが時間管理にもつながるのだそうです。私たちは得意なこと、好きなことは手早く、上手にできるのですが、不得手なことはどうしても後回しにしがちですし、不得手なことはなかなかスムーズにことを運ぶことができません。そして後回しにされた不得手なことが貯まると、いっそうやる気が出なくなり、やるべきことが貯まるといういわば渋滞状態になるのだそうです。ですから大切なことは不得手なことも段取りよく行うこと。そしてそのために大切なことは得意なことで助走をして、調子に乗って、その調子で不得手なものに取り組むことなのだそうです。やるべきことの得手不得手をわきまえて、得意なことから始めて、調子に乗って不得手なことに取りかかることが、やるべきことをきちんとやり遂げる、すなわちタイムマネージメントに大切なポイントなのだそうです。いかがですか？　参考になれば幸いです。

とはいっても若者を毎日毎日がっちりと時間に縛り付けるつもりもありません。先日宇都宮の学会に日帰りしました。朝は東京駅までの地下鉄を一本のがしてしまい、地下鉄の東京駅から新幹線ホームまでは小走りする羽目になりましたが、なんとか間に合いました。その日の夕方、今度は新幹線で東京駅に到着、会議のために京葉線ホームまで移動しなければなりませんでした。ご存じの方も多いとは思いますが、京葉線ホームまではかなりの距離があって、途中下りエスカレーターに続いて動く歩道が整備されています。急ぎ足で下りエスカレーターに乗り、ついで動く歩道に乗りました。ちょっと疲れてもいたのでしょう、動く歩道に足を踏み入れてそのまま立ち止まりました。次の瞬間、異様な光景に気づいてしまったのです。

皆どんどん私を追い抜いていくのです。反対側の動く歩道でも皆さん急ぎ足です。小さなお子さんも、年配の方も、男性も女性も、皆必死に動く歩道の上を歩いていらっしゃるのです。一人私が取り残されたような不思議な感覚に包まれました。その日の朝は私も東京駅で小走りしていたのです。エスカレーターにたどりつくまでも思い返せば私もかなりの急ぎ足でした。ついさっきまで、私も、今私が目にしている、私を追い抜き、私めがけて突進し、そしてあっという間に後ろに去っていくこの方たちと同じ動きをしていたのです。でもふと立ち止まった瞬間に、先ほどまで私も属していた周囲の方々の行動に違和感を持ってしまったのです。なぜ皆こんなに急いでいるのでしょうか？　時には立ち止まって、周りを見直すことが大切、と感じ入りました。「どこでもエクササイズ」の内容とは相反することかもしれませんが、「どこでもエクササイズ」が「常に走り続けて生きなさい」、というメッセージに捉えられてしまうことが心配で書かせていただきました。

「手を抜くこと」を教わっていない若者たち

蛇足ですが寝ヂカラをつけるために必要なことは手を抜くことです。エッと思われた方が多いかもしれませんね。でも次項の「視点の変換」にもつながりますが、「手抜きのすすめ」をここで提案しておきましょう。「思春期保健関係者研修会」という集まりで、保育士さんや養護の先生方に話をさせていただいたあと、担当の保健センターの方がおっしゃいました。「今の若者たちは誰も『手を抜くこと』を教わっていません。あれもこれもそれもしっかりやりなさいと言われ、皆まじめにしっかりとやろうとして、一生懸命になり、その結果やむを得ず、身体の声に耳を塞ぎ、睡眠時間を削ってしまっているのではないでしょうか?」。素晴らしいご指摘です。

やりたいこと、やりなさいと言われたことをすべて完璧にこなすことは誰にでもできることではありません。もちろん各自の能力や、課題の多寡やその難度等で、いつもできないわけではないでしょうが、完璧主義を追い求めてばかりではなく、ちょっと息を抜いて、そしてついでに手を抜く方法、智慧も身につけることが大切と思います。

納得できない、という方もきっとおいでのこととは思います。でも誰にも一日は平等に24時間しか与えられてはおらず、「ヒトは寝て食べて出して初めて脳も身体もそして心も活動が充実する昼行性の動物」なのです。一日という時間には限りがあるのです。そしてヒトの寿命も永遠ではないのです。限りを知って、その中でできうる限りのことを一所懸命に行うことが大切なわけで、何が何でもやりたいこと、やりなさいと言われたことをすべて完璧にこなすことが必ずしも大切なことにはならず、かえって自分の脳や身体や心を損ねてしまうことになることは知っておいてください。

5　視点の変換のために

さて、夜眠れず朝起きることのできない若者の周りにいる大人に、関心を寄せていただきたいことがあります。毎日の予定は誰が立てているのか？という点です。「予定を決めてしまう何か大きな力」が優勢と90ページにも書きましたが、予定を立てるときに身体の声にもぜひ耳を傾けていただきたいのです。若者は親や養育者から大きな期待を受けています。そして若者自身もそのことがわかっています。だからどうしても周囲の期待は「予定を決めてしまう何か大きな力」になりがちです。

ただそこで気をつけたいのは、その予定を実際にこなすのは願望ではなく身体なのだという当たり前の事実です。どうも今の日本は頭でっかちに物事を捉え、人間の身体のこと、人間が動物であることが忘れ去られがちです。すると理屈が先行してその理屈を実践する身体との折り合いがつかない事態、たとえば夜眠れず朝起きることができないといった大変な状態に身体が陥ってしまう可能性があります。だから身体と予定との折り合いをつけておくことが大切です。

身体はけっこう辛抱強いものです。しかも子どもたちの中にもある程度、親や養育者の期待に応えたいという気持ちもあるわけですから、余計身体は我慢に我慢を重ねてしまう可能性大です。すると我慢できなくなったいよいよ最後の最後になって、もうどうにも駄目、とばかりに身体が動かしようがなくなる可能性があるのです。突然朝起きることができなくなるのです。

部活も習い事も塾も夜のブルーライト（パソコン、スマホ、タブレット）も、みな自分自身が選んで、好んで望んで通ったり使ったりしていることになっています。でも本当にそうなのでしょうか？　ぜひ冷静に自分に問いかけてみてください。そして部活や習い事や塾や夜のブルーライト（パソコン、スマホ、タブレット）の楽しさうれしさばかりを追いかけるのではなく、自分自身の身体の声にぜひ耳を傾けてください。身体あっての楽しさでありうれしさです。

2時間以上の社会的時差があったり、休みの日の睡眠時間が平日の1・5倍以上ある場合には要注意と紹介しましたが、そのような数字はあくまで目安です。社会的時差が1時間でも体調不良になる方もいるでしょうし、3時間でも大丈夫な方もいるでしょう。信じるべきは自分自身の身体の声です。あなたの身体はあなたに必死に警報を鳴らしているのではないですか？　ちょっと立ち止まって身体の声に耳を傾けてあげてください。ヒトは寝て食べて出して初めて脳も身体もそして心も活動が充実する昼行性の動物なのです。

そこで大切なことは視点の変換かもしれません。先ほど紹介したカナダ人の高校の先生が言ったことも、日本人にとっては視点の変換です。

視点の変換を、金子みすゞさんの詩二編で感じてください。

大漁

朝焼小焼だ
大漁だ。
大羽鰮の
大漁だ。

浜はまつりの
ようだけど
海のなかでは
何万の
鰮のとむらい
するだろう。

雀のかあさん

子供が
子雀
つかまえた。

その子の
かあさん
笑ってた。

雀の
かあさん
それみてた。

お屋根で
鳴かずに
それ見てた。

浜辺を見ていたみすゞさんの目は次の瞬間海の中ですし、縁側からみていたみすゞさんの目は次の瞬間屋根の上です。詩の途中で視点が変換しています。

このような視点・発想の転換は、生きていくためのゆとりをもつためにとても大切だと思います。思いつめてしまうと辛いことからますます抜け出しにくくなってしまいます。目を近づけて一生懸命にやっていたことから、ちょっと自分の立ち位置をひいて、視野を広くしてみるだけで、あれほど辛かったことがそれほどでもなく思えるようになることはよくあることです。夢中でやっていて、なかなかうまくいかなかったことが、ちょっと休んで間をおいてみてから始めると、何だそんなことだったのかと簡単に解決できた経験も実は皆さんにもあるのではないでしょうか？ そこで皆さんには幼年唱歌「うさぎとかめ」について、一般的にはカメのたゆまない努力を誉め、ウサギの居眠りをいさめているとの解釈から発想を変えて、全く新たな解釈をしてもらいたいのです。私の解釈は148ページの付録に書いておきますが、当然ですがそれが正解なわけではありません。いろいろな解釈大歓迎です。ぜひ教えてください。

「ヒトは寝て食べて出して初めて脳も身体もそして心も活動が充実する昼行性の動物」です。ここに出てくる眠り、食、排泄、活動（運動、思考）はもともと気持ちのよさ、心地よさ、快と密接に結びついています。そして気持ちよいということは、その生き物が生きていくうえで大切な行動であるからなのだと思います。ですが、気持ちのいいはずの行動が義務になってしまうと、辛いです。食べなければいけない、運動しなければいけない、そして眠らなければいけない。食べること、運動すること、眠ることを義務にしてしまう社会はどこかおかしいと感じます。

ぜひ若者には視点を大きく変換して気持ちよく食べ、運動し、眠りそして排泄してほしいと思います。眠りが大切である理由や理屈はいろいろありますが、忘れてほしくないのはまずなんといっても眠ることは気持ちがよく、心地よく、快適だ、ということです。そして気持ちのよい行動、心地よい行為、快適な行いは、生活リズムを整え、人生を豊かにすることにつながると信じています。

そしてさらに視点を変換して、いつも手抜きの方法が何かないだろうかと探してみてください。

「発達障害」と診断されている場合

注意欠如多動性障害とか自閉症スペクトラム、あるいは発達障害といった診断を受けている方の中には、眠りに関する問題点を抱えている場合が多いことがわかっています。ただどうしてこれらの方に眠りの問題が多いのかについては、まだわかってはいません。そして発達障害に対して効果のある何か特別な方法があるかといえば、それもわかっていません。ただし発達障害の方の眠りにも、この本でここまで説明してきた対応が必要で大切なことはわかっています。ぜひスリープヘルスの６カ条＋αを見直して、実行できることから始めていただければと思います。特に発達障害の方の場合、テレビ、パソコン、スマホ、タブレット等のツールにのめりこみがちです。これらにはブルーライトが使われています。注意してください。

私の外来に、夜は眠れず、朝は起きることが難しい発達障害の小学生の男の子が受診していたことがあります。私自身もどこかあきらめてしまったところがあって、睡眠導入剤を処方するだけの外来が続いてしまっていました。ところがその方にある日若い男性のヘルパーさんがついて、一日中出掛けて歩き回ったのだそうです。するとその晩は寝つきよくぐっすりと眠って、翌朝もすっきりと目覚めたのだそうです。その方の場合、昼間の活動が、その方に必要なだけは確保されていなかったのだろうと想像しました。たしかに学校での様子を伺ってはいたのですが、学校の先生の「学校では問題なく元気に過ごしています」との言葉をそのまま受け入れてしまっていて、もっと深く調べることをしなかったのです。

詳しく伺うと、その方の教室の仲間にはおとなしい児童が多く、彼も学校では静かに過ごしていることが多い、ということでした。そこで昼間の活動量を学校の先生方とも相談のうえ増やしていただくことで、ずいぶんと眠りの問題が改善されました。ぜひとも「こんなものさ」とか「ま、仕方ないか」とあきらめるのではなく、スリープヘルスや入眠儀式を何度でも繰り返し詳しく確認してみていただければと思います。どこかに眠りの問題を解決できるヒントが見つかるかもしれません。

Ⅴ　若者へのメッセージ

1　自己肯定感のない若者たち

世界の若者の意識調査から

今を生きる若者の意識をテーマに、日本、韓国、アメリカ、英国、ドイツ、フランス、スウェーデンの7か国の満13歳から満29歳までの若者、各国約1000名に2013年11月から12月に調査が行われ、ちょっとショッキングな結果が出ています。

「自分自身に満足している」と答えた割合が、日本は45・8パーセントと他の国々に比べ際立って低かったのです。他の国はすべて70パーセント以上で、もっとも割合が低い韓国でも71・5パーセント、もっとも割合が高いアメリカは86・0パーセントでした。また「自分には長所がある」と答えた割合も日本が一番低く68・9パーセントでした。日本の若者は、諸外国と比べて，自己を肯定的に捉えている者の割合が低い、と結論されています。そして自己肯定感が高い若者、つまりは「自分自身に満足している」と答えた若者は、家族といるときに充実し、親から愛されている、大切にされていると感じ、学校生活や職場に満足している割合が高いことも指摘されています。また日本の若者は「ゆううつだと感じた」割合は一番高く77・9パーセントに達していますが、他の国では韓国が63・2パーセントである以外は皆50パーセント以下でした。一方「社会現象が変えられるかもしれない」と感じている割合は日本が一番低く30・2パーセントでした。

文部科学省が2012年8月に公表した高校生を取り巻く状況も同じような内容です。「私は価値のある人間だと思う」と回答したのは、日本36・1パーセントに対し、アメリカ89・1パーセント、中国87・7パーセント、韓国75・1パーセント。「自分が優秀だと思う」と回答したのは、日本15・4パーセントに対し、アメリカ87・5パーセント、中国67・0パーセント、韓国46・8パーセントでした。また「私の参加により、変えてほしい社会現象が少し変えられるかもしれない」と回答したのは、日本30・1パーセントに対し、アメリカ69・8パーセント、中国62・7パーセント、韓国68・4パーセント、「私個人の力では政府の決定に影響を与えられない」と回答したのは、日本80・7パーセントに対し、アメリカ42・9パーセント、中国43・8パーセント、韓国55・2パーセントでした。日本の高校生は、他国と比べ自己肯定感が低く、自分の力で社会を変えることができないと感じている傾向にあるのです。

抱き人形「ヒブッキー」の果たした役割

誰かに必要とされることで自信をもち、自己肯定感の醸成につながることもよくあります。その誰かはペットや人形のこともあります。ここでは抱き人形のヒブッキー（図10）を紹介します。ヒブッキー（Hibuki）はヘブライ語で「抱擁」という意味です。

ヒブッキーを用いた治療プログラムは、絶えず戦闘のあるイスラエルの子どもたちを対象に実践され、効果を上げてきています。尚絅《しょうけい》学院大学総合人間科学部子ども学科教授の東義也氏によると、「このヒブッキーは悲しい顔をしていて、この子もまた辛い経験をしたようです。これを子どもたちに配布して、世話をしてもらおうというのがこのプロジェクトのねらいです。つまり、『子どもたちに犬のヒブッキーを渡して、これを世話するように頼み、「責任」を与えることで、自らのトラウマや苦しみと向き合う「強さ」、レジリエンスを身につけてもらう』のです。レジリエンス（resilience）は『回復力』と訳すのが一番いいでしょう。子どもたちは自身も被災し苦しんでいるわけですが、同じような境遇に置かれているヒブッキーの世話（care）を通して、つまり、他者のために働く自分の役割を自

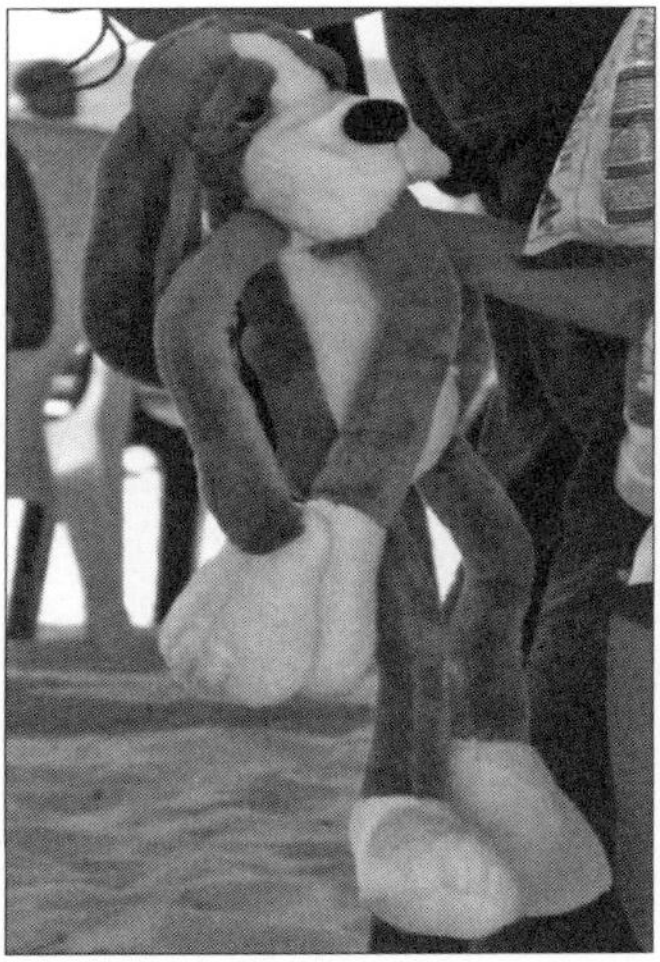

図10　抱き人形「ヒブッキー」

覚して、能動的にお世話しようとするとき、それが自らをも回復させていくというわけです」。ヒブッキーは東日本大震災後に実際に被災地で活躍したのですが、子どもたちばかりでなく、何人ものお父さんたちがヒブッキーを抱いたり、首に抱きつかせたりしていたのです。

漫然と庇護され世話をされるだけではなく、何事かに責任をもつことは悩みも生みますが喜びをもともない、自己肯定感の醸成に一役買うのではないでしょうか。何もヒブッキーに限りません。若者もぜひ積極的に責任ある役割を引き受けてほしいと思います。

2　ビッグバン

偶然のいたずら

ビッグバン宇宙論とは、宇宙の始まりの説明をするための理論のひとつです。標準理論によると、宇宙はおよそ138億年前に出現した微小、高温・高密度な「時空特異点」が爆発、その後膨張して冷却され、現在の宇宙になったとされています。この爆発そのものをビッグバン（大爆発）と称することもあります。そしてこのビッグバン後の宇宙の銀河系の太陽系の中の地球で私たちは生き、山河、草木国土が存在しているわけです。そしておそらくは、ビッグバンにともなう宇宙誕生後に生じたさまざまな化学反応のわずかな偶然のいたずらが、生命と無機物とを分けたのでしょう。すると当然ながら、両者の価値に優劣をつけることは難しくなります。

すべての始まりはビッグバンであり、ビッグバンの前ではすべてが平等です。生命が尊く、無機物に存在意義はない、などという価値観は宇宙を生んだビッグバンという絶対的な存在の前では意味がありません。

公園の砂場で、海岸の砂浜で砂を掬ってください。あるいは道端で、河原で石ころを拾ってください。宇宙が誕生して以来の悠久の時の流れに思いをはせると、今この瞬間に、手の平に掬った砂粒、あるいは拾った石ころとあなたが、時間的のみならず空間的にもあなたの手の中で同時的に存在しているということは非常な奇跡ではないでしょうか。この奇跡的な事実を素直に心から素晴らしいと驚きたいのです。この驚きに気づくと、人間が自然を支配するなどという思い上がりが恥ずかしくなります。ヒトの身体は最も身近な自然であり、自然は太陽に育まれ、太陽や宇宙の原初は現時点の我々が知る限りにおいてはビッグバンをおいてほかにはありません。ただビッグバンはヒトの認識可能な範囲を越えています。ヒトの身の丈ではビッグバンを感じることはできません。

奇跡の結果としての自分自身を知る

筑波大学名誉教授の村上和雄氏は生命科学の基本的要素である遺伝子を取り上げ、その機能の見事な調和システムに感銘を受け、この見事な調整を可能にしている存在を「サムシング・グレート」（なんかすごいもの）とよびました。私は母からよく「お天道様（オテントサマ）が見ているよ」と言われました。いつの間にやら私は事あるごとに、オテントサマを感じるようになっています。

同じようなことは伊勢神宮参拝の折に、僧侶西行（1118-1190）も感じたようです。「なにごとのおはしますかは知らねども　かたじけなさに涙こぼるる」。「なにごと」も「オテントサマ」も「サムシング・グレート」も人智を超えた大きな影響力を個人に与える存在、と感じます。

さてビッグバンに戻って宇宙に飛び出しましょう。宇宙から見た明るい夜の地球の姿の写真を見た方も少なくはないでしょう。その中で日本列島はとりわけ明るく光り輝いています。これを人類の発展の証、日本の素晴らしさの象徴ととらえる方もあるでしょう。しかし私は、地球が夜の闇を失おうとしている、と危惧する立場です。なぜか。それはヒトには夜の闇が必要なことを最近の神経科学の進歩が教えているからです。

ヒトは自分の意志で自らの身体のプログラム、遺伝子発現を変え、夜行性になることはできません。ヒトは昼行性の動物なのです。夜の光は、脳の視交叉上核にある時計の周期や働きを混乱させ、眠りをもたらし、酸素の毒性から細胞を守ってくれるメラトニンの分泌を抑えます。昼行性の動物であるヒトには太陽の光と夜の闇が必要なのです。太陽の光と夜の闇に代表される命も無機物も含めた自然を私は大切にしたいのです。ビッグバン以来の時の流れを思えば、私が生きていることの奇跡、あなたが今生きていることが何にも代え難いことをわかってもらいたい、感じてもらいたいのです。そして奇跡的な存在である自らを大切にしてほしいのです。

「歴史」の作り手、担い手として

さらに忘れてはならないことは、人類が時間に意味を与え歴史にした、ということです。『虚数の情緒』という中学生向けに書かれた本の中で吉田武さんが次のように書いています。「『文明』とは物質であり、『文化』とは精神である。或いは、コンピュータ用語から転じた最近の言葉遣いでは、文明とは〝ハードウェア〟であり、文化とは〝ソフトウェア〟であるとも云えるだろう。技術の粋を尽くして都市を造る、これは文明である。そして、その技術を育み伝え、意義あるものに変えるのは言葉である。言葉こそ文化の中枢、いや文化そのものなのである」*。注にはこうあります。「*文明は、英語では〝civilization〟と綴り、『都市 city』から転じた言葉である。また、文化は〝culture〟であり、これは農耕を表す『agriculture』から派生した言葉である」。

もう少し続けます。「従って、言葉が破壊されれば、文化は無くなる。文化が無ければ、文明は機能しない。後に残るのは、『電源の入らないコンピュータ』の如き技術の遺骸、廃虚であり、そこに住まいするのは、嘗ては人間と呼ばれた奇怪な生物であろう。文化だ文明だ、と言えば仰々しく聞こえるかも知れないが、これらは結局の所、諸君の言葉遣い一つの問題である。自分達の間でのみ通じる言葉を使い、一般的な言葉や過去の言葉を軽視すれば、歴史は途切れる」。吉田武さんは歴史における「言葉」の重要性を強調しています。

歴史を失い、歴史から切り離された個人は根なし草となり、社会の中で生きていくことはできません。なぜなら歴史も、その時点時点では現実であるからです。現実から遊離した存在はそもそも存在たりえません。自分探しをする若者は、現実社会との接点が希薄になってしまっているのでしょう。それではまずいわけで、だからこそ現実そして歴史を意識する必要があります。私は歴史を意識する際には、命のつながりへの意識を重視します。一人一人の命は想像を絶する偶然の連続の結果、ビッグバンから引き続いて、今の私の中に息づいているという感覚、先祖は間違いなく明治維新にも、戦国時代にも、大化の改新の際にも、エジプトでピラミッドが建てられていた頃にも生きていたという感覚の醸成が重要と思います。現実の時間的な積み重ねが歴史なのです。そして人類が時間に、言葉と命のつながりを通して意味を与え歴史にしたのです。そしてその遠大な歴史の流れの中で、今若者が、今度は歴史の作り手、担い手になるのです。

3　自分自身の時間の最高管理責任者に

日本の若者の「無力感」

それにしてもなぜ日本の若者は自己肯定感が低く、社会に対して無力感に苛まれ、自分もゆううつと感じているのでしょうか？

東京工業大学教授の中島岳志氏は、「若者はなぜテロリストになるのか」と題された文章（『文藝春秋』２０１５年４月号）で１９９８年出版の『戦争論』（小林よしのり著）にある「あちこちがただれてくるような平和」という記載を紹介し、『戦争論』が「生の実感がない現代人に、死を背景にした壮大な物語が存在する事を訴えた」、と指摘しています。さらに『新世紀エヴァンゲリオン』（1995-1997、庵野秀明監督）では「親からの承認不足で自己を肯定できない少年・少女の苦悩」を描いている、とも指摘し、国家が成長できなくなった時代に生まれた若者は、常に鬱屈を抱え煩悶する、と指摘します。

ただし朝起きることができず、夜眠ることができない若者の一部の方に、煩悶すらない無力感を感じることが私にはあります。『新世紀エヴァンゲリオン』の主人公は父が敵と決めつけたものを倒すと父やその周りの人間たちから褒められることに喜びを見出す、と中島氏は続けます。さらに現代の生きづらさを抱えた若者たちが、自分が包摂され、意味づけられる大きな物語を探している、とも書いています。平和な環境、一所懸命に守るものがない状況は、若者には辛い時代なのでしょう。

死が身近にない現状の中で自らの存在意義を問いかけるきっかけとして、ビッグバン以来の歴史、命の連なりの奇跡、そしてあなた方自身が歴史の1ページを担うのだという事実をあげました。自分自身の存在が奇跡的であること、かけがえのないことを感じれば、それが結局は自分を、家族を、そして地域や国、さらには自然そして地球を大切に思うことにつながり、人生の意味、自然と人間との関わり、宇宙の起源やその未来、本当に大切なものは何か、についての考察につながることを期待します。決して偽善的な命至上主義に帰着することを期待しているわけではありません。そのような考察が、自然への畏敬の念を生み、もっとも身近な自然である自分自身の身体に対して畏れや謙虚さを持つことにつながり、結局は眠りを大切にすることになると思います。

取り返すことのできない時間を生きる

人間は何のために生きているのでしょう。この問いかけに答えはありませんが、この問いかけをすることが大切です。２０１５年1月に川崎で中学生が殺された事件で手を下したとされる18歳の少年も「取り返しのつかないことをした」と供述していると、２０１５年3月3日付の毎日新聞は報道しています。相手の痛みがわからない想像力の欠如が若さあるいは未熟、ということです。若さや未熟さはものすごいエネルギーですが、暴走するとこのように「取り返しのつかないこと」をしてしまうのです。

一刻一刻取り返すことのできない時間を一人一人が生きているということに想像力を巡らせ、そのことを実感する必要があります。簡単にできることではありません。訓練や練習も必要です。でも相手の痛みを知る想像力は急ぎ身につけてください。「相手の立場を考えられる動物は人間だけ」とＪＴ生命誌研究館館長の中村桂子氏は指摘します。この能力には前頭前野（23-24ページ）が関与し、「心の理論」*によると通常5歳には身につくと考えられています。前頭前野の働きは寝不足では低下するのでした。眠りを軽視する現代社会ではこの能力が育まれにくくなることを危惧します。

偉そうにしている大人に反発したいのはわかります。でもこの一瞬一瞬は間違いなく誰のものでもない自分自身の人生の一瞬です。そして想像力に加え、何が大切なのかについても思いを巡らせてください。これは一生の歩み方に関わります。価値観の構築です。ただ価値観がすぐに構築できるわけではありません。固まるわけではありません。価値観構築のための基礎、それは抽象概念も含めたさまざまな情報の収集であり、それをあなたの感性と突き合わせる作業です。

このようなさまざまな作業を始めるのが若者時代です。そして若者時代には誰にとってもすべてが他人事です。人生も他人事で、自分のことと意識することができずに眠りやリズムを疎かにしがちです。ただその中から、いくつかを次第に「自分事」にし始める時期でもあります。死とは、生とは、人生とは、愛とは等々、答えの出ない事柄について、正解のない事柄についてぜひ自らに問いかけてみてください。そのような問いかけをする中で、時間に使われるのではなく、時間を使いこなし、生活に張りが生まれ、眠りやリズムの乱れに歯止めがかかることを期待します。思いつめそうになったら深呼吸をして、ぜひ時間を使いこなして自分自身の時間の最高管理責任者になってください。そして最後に繰り返します。ヒトは寝て食べて出して初めて脳も身体もそして心も活動が充実する昼行性の動物です。

＊心の理論とはサリーとアンの課題とも言われ、相手の気持ちを理解できるかどうかを見るために行われます。サリーとアンが、部屋で一緒に遊んでいます。サリーはボールを、かごに入れて部屋を出ます。サリーがいなくなったあとにアンはボールをかごから出して別の箱に移します。さてサリーが部屋に戻ってきました。サリーは

ボールを取り出そうと、最初にどこを探すでしょうか？という課題です。

付録：裏読み「うさぎとかめ」

かめは爬虫類、変温動物で、基本的に昼行性です。一方うさぎは「うさぎうさぎなにみてはねる、じゅうごやおつきさんみてはねる」の歌からもわかるように、夜行性とはいえないまでも昼行性ではない薄暮性です。このレースは昼間に行われたようです。もしレースが夜なら、カメは動けず勝てるはずがありません。また薄暮性のうさぎは昼寝をする習慣があるのです。これらのことを知ってカメは昼間のレースに持ち込んだのではないか、という解釈です。つまりカメは自分の弱点（夜は動けない）を知り、相手の性質（薄暮性）も知り尽くしたうえでレースに臨んでいるわけです。「己を知り、敵を知らば、百戦危うからず」がこの寓話から学ぶべきひとつの教訓ではないかと思います。

ちなみに寝ているウサギの横をすり抜けていくカメはいかがなものかな、と思います。ふつうなら「あれうさぎさん、どうなさったのですか？　具合でも悪いんですか？」と声をかけてしかるべきと思います。

Ⅵ　あなたの「ねむり」の常識チェックリスト――回答&解説

◎「睡眠と体調」編

□寝だめはきく　⇒×

寝だめはききません（21ページ参照）。週末などに睡眠時間が増えると、寝だめ、と思いがちですが、それはそれまで、必要な睡眠時間に足りなかった眠りの借金、借眠をとり返しているだけです。図1（20ページ）では借眠を3日では取り返せないことがわかり、借眠しないことが何より大切と勉強しました。

□寝不足だと人は太る　⇓○

図3（26ページ参照）からもわかるように、睡眠時間が少ないと太ります。ただし睡眠時間を増やせばやせるかと言えばそうではなく、寝すぎても太ります。またこの図を見ると睡眠時間7〜8時間が最もいいように見えますが、睡眠時間には個人差があり、この図からは自分にとってのベストな睡眠時間はわかりません。午前中に眠くならない睡眠時間があなたにとってのベストな睡眠時間です。

□睡眠時間が短いとメタボリックシンドロームになる危険が高まる　⇓○

睡眠時間が短いと高血圧、糖尿病、心疾患、高脂血症、脳血管障害の危険を高めます（27ページ参照）。必要な睡眠時間には個人差がありますが、午前中に眠気が来ない適切な睡眠時間をとるように心がけましょう。

□夜型でも朝型でも、トータルの睡眠時間が足りていれば問題ない　⇓×

必要な睡眠時間には個人差が大きいのでした。それと同じで、朝型が得意な人もいれば、夜型が調子のよい人もいるのです。統計学で見ると朝型が得意な人が多いのではないかと思いますが、自分自身をよく見つめて、自分が朝型なのか夜型なのかを判断することが大切です。そのうえで朝型の方は早起き早寝をしてご自身に適した睡眠時間をきちんと確保しなければなりませんし、夜型の方は遅起き遅寝をしてご自身に適した睡眠時間をきちんと確保しなければなりません。睡眠時間だけではなくご自身の型を踏まえた適切な時刻に眠ることが大切です。時間だけではなく時刻についての注意も必要という意味でこの問いの答えは×にしました。

□生活リズムを整えるためには食事時間にも気をつけるべき　⇓○

夜行性のネズミも、本来は寝ている昼間にだけ餌を出されると、昼間に餌さがしをするようになります（55ページ参照）。食事は脳にある時計とはメカニズムは違いますが、生活リズムに大きく影響します。

◎「ねむりと脳のメカニズム」編

□人間の脳は光の影響を受ける　⇓○

人間の脳にある時計の周期は、最低体温の後の光（通常は朝の光）の影響で短くなり、最低体温前の光（通常は夜中の光）で長くなります（51ページ参照）。

□眠気をもたらす物質メラトニンは夜になると明るくても分泌される　⇓×

眠気をもたらし、酸素の毒性から細胞を守る働きのあるメラトニンは、朝目が覚めて14～16時間して、暗くなると分泌されます。夜になっても明るいとメラトニンは出てくれません（52ページ参照）。

□「腹時計」という言い方は単なる比喩だ　⇓×

脳の視交叉上核にある時計とは違うメカニズムで、食事は動物の活動リズムに影響します。夜食は悪影響を与え、朝食はいい影響を与えます（54ページ参照）。

□成長ホルモンは午前2～4時に出るので、
　この時間にさえ寝ていれば眠りに心配はない　⇓×

成長ホルモンは寝入って最初の深い眠りのときにたっぷり出ます。でも何時から何時の間に出る、といった「時刻依存性」はほとんどないと言われています（56ページ参照）。また睡眠の意義は成長ホルモンを出すことだけにあるのではありません。眠りを成長ホルモンとのみ結び付けて考えることはやめましょう。

□睡眠中は、脳も活動をとめて休息している状態である　⇓×

睡眠中枢といって寝ているあいだにも活動している脳の場所があります（37ページ参照）。睡眠中枢の中にも眠くなると活動する脳と、眠ると活動する脳とがあります。

□試験の前日、夜遅くまで勉強をしたとき、寝ると覚えたことを忘れるので、徹夜をしたほうがよい　⇓×

眠らないとひらめきが悪くなり、さらに記憶の固定に悪影響がでること（66ページ参照）、学業成績が不良となることがわかっています。試験前日であればなおのこと、いっそうしっかりと眠る必要があると思います。

□「朝○時に起きよう」と思って寝るほうが、気持ちよく起きられる　⇓○

ＡＣＴＨという物質の変化を図8（11ページ）で説明しました。朝気持ちよく目覚めようと思ったら、前の晩に明日は○時に起きる、と気合を入れて寝ることが大切なようです。

◎「寝不足対策」編

□中学生は眠りが深いので、大人より寝不足に強い　⇓×

眠りは深さ、つまりは質も大切ですが、量も大切です。よく質が良ければ量は少なくても大丈夫、といった話を耳にしますが、根拠はありません。また中学生のほうが大人よりも寝不足に強いなどということはありませんし、思春期になると必要な睡眠時間が増える、とも言われています。

□スマホなどのディスプレイに使われている光には覚醒作用がある　⇓○

２０１４年のノーベル賞でも話題になった青色ＬＥＤがディスプレイには使われ、そこから発せられるのは青色の光で、ことのほか脳への影響が大でかつ覚醒作用の強い色なのです（52ページ参照）。逆に茜色、つまりは夕陽の色は気持ちを落ち着ける働きがあると言われています。

□朝なかなか起きられないのは寝不足の証拠である　⇓○

前の晩も早くから寝ついているにもかかわらず、朝なかなか起きることができない、という場合は決して多くはないと思います。ふだんから朝起きにくいなら、まずは自分の睡眠時間が足らないのではないかと捉えて、自分の生活を見直す必要があります。たとえば5時間睡眠を自慢している人もいるでしょうが、あなたも5時間睡眠で毎日元気に過ごせるとは限りません。あなたに必要な睡眠時間はあなたにしかわかりません。朝きちんと起きることができ、午前中にも眠くならないような睡眠時間をぜひご自分で探し当ててください。

□毎日7時間寝ているのに授業中眠くなるのは気合が足りないからだ　⇓×

ヒトの睡眠時間には個人差が大です。6時間で大丈夫な諸君もいれば、9時間寝ないと具合が悪い人もいるでしょう。午前中に眠くならないような睡眠時間がその人にとって必要な睡眠時間です。一人一人で試行錯誤して自分にベストな睡眠時間を見つけてください。

□夜勉強をしていて眠くなったとき、机で少しだけ仮眠をするとよい　⇓×

眠くなったら寝るしかありません。そして仮眠をとるべし、とはあくまで昼間のことです。夜眠くなったら仮眠ではなく、きちんと寝てください。眠い、という身体の声には素直に従ってください。

□平日寝不足が続いても、休日に昼まで寝てゆっくり休めば問題ない　⇓×

社会的時差ボケ（117ページ参照）になっているのではないかと心配です。休日に昼まで寝てしまう原因は普段からの睡眠不足です。休日でなくとも朝起きられなくなってしまわないうちに、睡眠表をつけたり、寝ヂカラをつけて平日の睡眠時間を毎日少しずつでも増やすようにしましょう。

□中学生は寝る間を惜しんで勉強すべき　⇓×

中学生に限らず寝る間を惜しんで仕事や勉強をしてもその能率はあがりません（19ページ参照）。寝ヂカラをつけて時間管理をして、寝る時間をつくり、寝るようにしましょう。そうすることで脳力が上がり、仕事や勉強の能率も上がります。

◎「日本人の睡眠」編

□50年前、日本人の平均睡眠時間は8時間以上だった　⇓○

１９６０年、１９６５年の調査では10歳以上の日本人の平均の睡眠時間は８時間以上ありました（95ページ参照）。

□日本人は世界で一番睡眠が短い　⇓×

最近のOECDの調査では一番短いのは韓国で、日本とノルウェーが2位でした（95ページ参照）。ただし大学生の調査では日本は男女とも世界一短い睡眠時間でした。

□日本は世界一残業が多い　⇓○

50時間以上働いている方の割合が、1987年、2000年、2009年の3回の調査とも25パーセントを越え、しかも年々その割合が増えています。2009年の調査では他の国々はすべて15パーセント以下です。日本の残業は飛び抜けて多いことがわかります（95ページ参照）。

□日本人の労働生産性は先進7か国中最下位である　⇓○

「労働生産性」とは一定時間内に労働者がどれくらいの国民総生産を生み出すかを示す指標（仕事の効率）ですが、日本の労働生産性は主要先進7カ国の中では1991年以降24年連続最下位です（96ページ参照）。

□日本の幸福度は世界の中でベスト3に入る　⇓×

２０１５年は36カ国中20位、２０１４年も20位、２０１２、１３年は21位で、２０１１年は19位でした（96ページ参照）。

□日本の若者は自分自身に満足している割合が欧米に比べて高い　⇓×

日本では自分自身に満足している若者は半分以下ですが、調査した他の国はすべて70パーセント以上の若者が自分自身に満足しています（137ページ参照）。

睡眠表（睡眠日誌）

月	曜日	0	6	12	18	24 時
1日						
2日						
3日						
4日						
5日						
6日						
7日						
8日						
9日						
10日						
11日						
12日						
13日						
14日						
15日						
16日						
17日						
18日						
19日						
20日						
21日						
22日						
23日						
24日						
25日						
26日						
27日						
28日						
29日						
30日						
31日						

寝ていたところは黒線。食事は○、排せつは△。右余白には自由記載。

あとがき

文部科学省が、２０１４年11月に全国の小学5年生から高校3年生までの2万3０００人余りを対象に行った睡眠と生活習慣に関する調査結果が、２０１５年4月30日に公表されました。それによると「午前中、授業中にもかかわらず眠くて仕方ない」と、休みの日の起きる時間が平日より2時間以上遅くなる傾向があること、スマホを使っている時間が長いほど就寝時刻が遅くなる傾向があることが示されました。本書でふれた社会的時差やブルーライトの犠牲者のことが実証されたかたちです。本書では対策も列記しました。ただし実際にその対策を行うかどうかは当事者の決断です。

私は睡眠外来でその決断の後押しを多少ともできたらと考え、鵜呑みにしてはいけないとか、ヒトは間違うものであるとか、自己肯定感やビッグバンや歴史の話をしています。若者にとって眠りは他人事です。これはある意味当然です。なぜなら若者は全能感の塊なのですから。全能感に満ちた若者は「自分の身体のことは自分が一番よくわかっているし、自分の思いどおりになる」と考えています。人間は走れば心拍数が上がり、映画館に入れば黒目が大きくなり、映画館から出れば黒目は小さくなります。しかし人間は心拍数も黒目の大きさも自分で決めることはできません。

眠気も同じです。そして今の世の中、あまりに眠りが酷い状態に追いやられてしまっているのです。全能感に満ち溢れた若者に、身体が自分の思うとおりになると考えるのは幻想だよ、と伝え、ある意味健全な挫折を味わってもらいたいのです。眠りを他人事ではない自分のことにしてもらうために、眠りについて当事者意識をもってもらうために私は話をします。するとそのような話をこれまであまり聞いた経験のない今の若者は、はじめはちょっと驚きながらも、私の話に多少は耳を傾けてくれるようになります。

人生は決断の連続です。決断を何に基づいてやるかは人それぞれでしょうし、場面によっても変わるでしょう。今届いたＬＩＮＥに返事するかしないかも決断ですし、夕飯に何を食べるかも決断ですし、もう少し勉強するのか、それとももう寝るのかも決断です。沈思熟考して決断することの多い方もおいででしょうし、その時の気分を重視して決断することが多い方もいるでしょう。そして決断の連続が人間を形作るのです。つまり決断は人間そのものなのです。私は「ヒトは寝て食べて出して初めて脳も身体もそして心も活動が充実する昼行性の動物」を基本に据えて決断していきます。だから私は決断のときには身体の声に耳を傾けます。さて今の若者は何に耳を傾けて決断しているのでしょうか？

最後までお付き合いいただきありがとうございました。本書が朝起きられず、夜眠れない若者のお役に多少とも役立てばうれしい限りです。

図版出典一覧

図1　Belenky G, Wesensten NJ, Thorne DR, et al., Patterns of performance degradation and restoration during sleep restriction and subsequent recovery: A sleep dose-response study. *Journal of Sleep Research*, 12（1）: 1–12, 2003

図2　Dawson D & Reid K, Fatigue, alcohol and performance impairment. *Nature*, 388: 235, 1997

図3　Taheri S, Lin L, Austin D, et al., Short sleep duration is associated with reduced leptin, elevated ghrelin, and increased body mass index. *PLoS Med*, 1（3）: e62, 2004

図6　Rosenwasser AM & Turek FW, Physiology of the mammalian circadian system. In Kryger MH, Roth T, & Dement WC（eds）, *Principles and practice of sleep medicine*, 5th ed., Elsevier Saunders, 390-401, 2011

図7　左　瀬川昌也「睡眠機構とその発達」『小児医学』20（5）: 828-853, p.844, 1987

右　瀬川昌也「自閉症児とサーカディアンリズム」『神経進歩』29: 140–153, 1985

図8　Born J, Hansen K, Marshall L, et al., Timing the end of nocturnal sleep. *Nature*, 397（6714）: 29–30, 1999

【た行】

【な行】

索　引

著者紹介

神山　潤（こうやま・じゅん）

1956年，東京都生まれ。

東京医科歯科大学大学院助教授，東京北社会保険病院院長を経て，2009年から公益社団法人地域医療振興協会東京ベイ・浦安市川医療センター管理者。日本睡眠学会睡眠医療認定医。臨床睡眠医学，小児科一般，小児神経学を専門とする。

2002年4月に子どもの早起きをすすめる会開設に発起人の一人として参画，以来全国で講演活動を行う。

早寝早起き朝ごはん全国協議会，子どもの生活習慣確立東京都協議会に参画，東京都医師会次世代育成支援委員会では子どもの生活習慣確立事業を担当（2009年3月に答申）。

著訳書に『子どもの睡眠』（芽ばえ社），『睡眠の生理と臨床』（診断と治療社），『「夜ふかし」の脳科学』（中公新書ラクレ），『ねむりのはなし』（福音館書店，共訳），『ねむり学入門』（新曜社）など。

新曜社

朝起きられない人のねむり学

一日24時間の賢い使い方

初版第1刷発行　2016年　6月　1日

初版第2刷発行　2016年12月21日

著　者　神山　潤

発行者　塩浦　暲

発行所　株式会社　新曜社

101-0051　東京都千代田区神田神保町3-9

電話（03）3264-4973（代）・FAX（03）3239-2958

e-mail：info@shin-yo-sha.co.jp

URL：http://www.shin-yo-sha.co.jp/

印　刷　星野精版印刷

製　本　イマヰ製本所

ISBN978-4-7885-1479-9　C1047